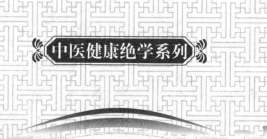

中医健康绝学系列

有情之品
疗有情之身

王新志◎著

中国中医药出版社

·北京·

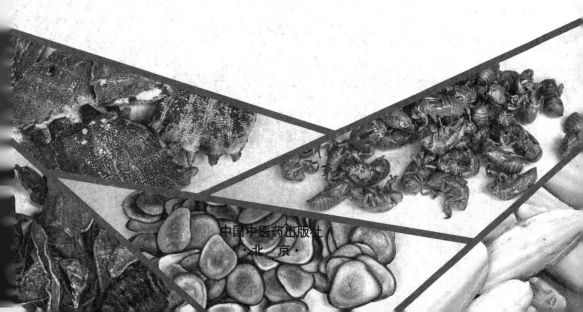

图书在版编目（CIP）数据

有情之品疗有情之身/王新志著.—北京：
中国中医药出版社，2018.3
（中医健康绝学系列）

ISBN 978 - 7 - 5132 - 4132 - 8

Ⅰ.①有… Ⅱ.①王… Ⅲ.①补法 - 基本知识 Ⅳ.①R243

中国版本图书馆 CIP 数据核字（2017）第 070068 号

中国中医药出版社出版

北京市朝阳区北三环东路 28 号易亨大厦 16 层
邮政编码 100013
传真 010 - 64405750
廊坊市三友印务装订有限公司印刷
各地新华书店经销

开本 710×1000 1/16 印张 13.75 字数 176 千字
2018 年 3 月第 1 版 2018 年 3 月第 1 次印刷
书号 ISBN 978 - 7 - 5132 - 4132 - 8

定价 39.80 元
网址 www.cptcm.com

社 长 热 线 010 - 64405720
购 书 热 线 010 - 89535836
维 权 打 假 010 - 64405753

微信服务号 zgzyycbs
微商城网址 https://kdt.im/LIdUGr
官 方 微 博 http://e.weibo.com/cptcm
天猫旗舰店网址 https://zgzyycbs.tmall.com

如有印装质量问题请与本社出版部联系（010 64405510）

前　言
用血肉有情之品疗补血肉有情之躯

近年来，人们对化学合成药物的毒副作用认识愈深，对中药也产生了更为浓厚的兴趣，像人参、鹿茸等中药都被作为礼品赠送给亲朋好友。也有很多喜爱养生的人在做菜、泡酒、泡茶的时候，加入部分药材，来调补身体。

在中药当中有一类药——动物药，因为它们"有血、有肉、有骨、有髓"，并且"有情"，类似于人体的脏腑组织结构，其中的成分更容易被人体吸收，从而补充人体五脏的物质亏损，增强机体活动能力，改善机体衰弱状态，所以被历代的医家亲切地称为"血肉有情之品"。名贵中药家庭中的鹿茸、阿胶、紫河车、冬虫夏草等都属于血肉有情之品。

我在行医期间，经常会用到动物药，因为它们的效果非常好。比如说，对于脑血管病患者，我经常会用到水蛭；对于失眠、记忆力衰退的患者，我会用到海参；对于高血压病患者，我会用僵蚕等。另外，也经常有一些亲戚朋友或者患者咨询我，动物药怎么吃效果更好。比如说，前几年冬虫夏草非常火爆，门诊上经常有人问我，自己适合不适合吃冬虫夏草，怎么吃效果更好。

作为一名中医师，我已经有近40年的行医历史，诊治过的患者不下十万人。这期间，我对中药方剂运用得越来越熟练，开方越来越精简的同时，疗效越来越好。同时，我还是享受国务院特殊津贴专家、国家二级教授、博士生导师、全国名老中医药专家传承工作室获批者、河南省首届名中医、第五批全国老中医药专家学术经验继承工作指导老师、河南省优秀专家、中华中医药学会脑病专业委员会副主任委员、河南省中医脑病专业委员会主委，多年的悉心工作，我使大批病人摆脱了"死神"、"植物人"、偏瘫的困扰。

我每天上午出半天的门诊，大都要持续到下午一两点，即便如此，还是要限号，因为患者太多。每天见到患有高血压、糖尿病、高脂血症、脑出血、脑梗死、中风、偏瘫等疾病的人都让我很痛心。一方面，就算我身体再好，精力再旺盛，也看不完所有的患者；另一方面，很多疾病本身是可以避免的，小病常是因为不注意养生造成的，大病是小病发展而成的。我明白，一个好大夫除了要把病看好，更重要的是要让人不得病。于是，在工作之余，有些单位邀请我去讲课，我都欣然应下。因为一上午最多也就看几十个患者，但是讲一次课却可以让几百人受益。

再后来，我萌生了写科普著作的想法，写一本书可以让几千几万甚至更多的人看到，让更多的人获得健康。何乐而不为呢？

于是，我就以"用血肉有情之品疗补血肉有情之躯"为主题，写了这本书，书里除了阿胶、冬虫夏草、麝香、水蛭等常用的动物类中药以外，还给大家讲了日常生活中经常吃到的羊肉、牛肉、驴肉、鸽子肉、鳖肉等的性味归经及用法，非常实用。

我平时非常注重学习，经常跟同行交流临床经验，但中医博大精深，文中如有不足之处，请大家批评指正！

王新志
2017 年 7 月 23 日

目录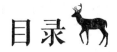

第一篇　血肉有情之品能把我们的身体补得棒棒的

第二篇　心脑疾病的有情之品调护法

目录

第三篇 脾胃疾病的有情之品调护法

第四篇 肺脏疾病的有情之品调护法

目录

肝脏疾病的有情之品调护法

目录

肾脏疾病的有情之品调护法

目录

 其他常见病的有情之品调护法

目录

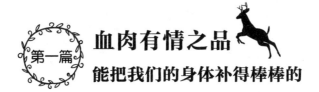

第一篇　血肉有情之品

能把我们的身体补得棒棒的

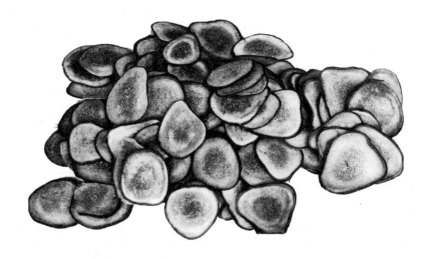

一、认识一下"血肉有情之品"吧

　　我们在用"血肉有情之品"进补的时候，也不妨思考一下自己的生活方式，科学生活才是养生之道、长寿大道。

我在坐诊的时候，经常能听到这样的话：

　　我丈夫最近工作非常累，天天看着他没日没夜地忙，特别想给他补补身体，但是不知道怎么补好。

　　爸爸最近做了大手术，身体非常虚弱，总想给老人家补一补，可是自己又不懂。

　　儿子最近马上要考大学了，天天埋到书堆里，什么东西能给孩子补补脑子呢？

　　……

　　每当听到这样的话，我都会详细地问一问，然后耐心地给他们进行指导。原因很简单，他们是在关爱他们的亲人，作为一名医生，我当然有理由去帮助他们。

　　如今，居民的生活水平提高了，大家的口袋也鼓起来了，我们会吃一些"好吃的"，一些原本高高在上、让人望而却步的东西也"飞入寻常百姓家"，成为百姓嘴边常谈、餐桌上常有的东西。但是，我想说的是，现在大家进补实在是太盲目了。很多人特别想给自己的亲人补一补，但是却有心无力，无从下手。

这就是我写这本书的目的，指导一下大家的饮食养生。

在这本书里，我重点提到的是"血肉有情之品"，也就是动物药。它可是中医药膳、食疗的一宝，是指大自然中的脊椎动物、有血动物中，具有滋补强壮、填精益髓等不同功效的药食部分。因为它们"有血、有肉、有骨、有髓"，并且"有情"，类似于人体的脏腑组织结构，与各类滋补药材一起烹饪，除了自身的补虚疗损作用外，还有助于引药直达病所，使滋补药材的养分易被人体吸收，从而补充人体五脏的物质亏损，增强功能活性，改善机体衰弱状态，所以被历代的医家亲切地称为"血肉有情之品"。

比如日常生活中所说的阿胶、羊肉、鹿茸等，都属于"血肉有情之品"。

当然，这些"有情之品"可不是胡来的，大多是根据"取象比类"推出来的。"天地万物者，不以数推，以象之谓也。"古人认为，世界万物都是相互联系的，人类生老病死的规律在自然界中能找到相应的体现。而中医所用的动物药便是基于这种"取象比类"的思维方法实践和总结得来的。

我们以最美味、最滋补的老鳖来说吧。有一次，有位女士问我，她整天感觉烦躁、失眠，用什么进补好？我推荐她用老鳖炖汤。老鳖营养丰富，滋味鲜美，深受老百姓的喜爱。最主要的，它还是"血肉有情之品"。经过临床验证，它具有滋阴养血的作用，如遇深夜盗汗、五心烦热、失眠多梦等阴虚病症，服用鳖甲汤，多能见效。

当时我就问她："你知道老鳖为什么滋阴效果比较好吗？"她摇了摇头。

我说："您看啊，有句古话叫'千年的王八万年的龟'，王八是鳖的俗称。古代人很聪明，他们发现老鳖行动缓慢，而且还是个'瞌睡虫'，爬几步就打盹儿，便意识到老鳖长寿的秘诀在于'养阴'，善于以静制动。"

"您再看看咱们现代人，生活节奏太快，个个行色匆匆，动多静少，所以容易阴津不足，出现虚火内扰。我们用老鳖的'阴长'弥补人类的'阴短'，不正好可以起到治病的效果吗？"

"再比如说，古人发现一些动物适应环境的能力非常强，就像泥鳅，生存在淤泥里却不会被湿邪困扰，母鸡常啄食石沙瓦砾而不会消化不良，于是认识到它们在生长过程中有克服这些不利因素的特性，具有祛湿、消食的功效。这样的例子比比皆是。"

这位女士听了，感觉我讲得太有意思了，她真想不到这里面还有这么多门道！

我接着告诉她："您通过这一点还要明白，如果您经常活动，整天在外面忙忙碌碌的，那就得经常停下来，比如说去旅旅游啊，钓钓鱼啊，练练书法啊，总之，进行一些与'静'有关的活动，这样才能有好身体，才不会生病。当然，如果您整天很闲，无所事事，那不妨进行一些能让您忙起来的活动。"

总之，我们在用"血肉有情之品"进补的时候，也不妨思考一下我们的生活方式，科学生活才是养生之道、长寿大道。

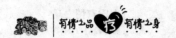

二、用血肉有情之品进补是古人的好习惯

动物药中，如阿胶、羊肉、鳖、乌鸡等，都是广受老百姓喜欢的食补药，因为它们既可以"食"也可以"补"，可谓一举两得，也就是说，您在享受口福的同时，还能把身体给补得棒棒的。

清代的一位名医叶天士曾经说过："夫精血皆有形，以草木无情之物为补益，声气必不相应，桂附刚愎，气质雄烈……血肉有情，栽培身内之精血，多用自有益。"这句话的意思是说，人和动物都是血肉之躯，取象比类，动物药能够更好地滋补人体。

古代人非常重视用动物药进补。唐代孙思邈首创"以脏补脏"，用牛、羊、猪、兔等动物的肝补肝明目，治疗夜盲症。比如取鲜猪肝120克，南瓜花适量，放在砂锅内同煮（不加盐），每日分早、晚两次服用，对防治夜盲症效果很好。再如，汉代医圣张仲景的《金匮要略》中有道汤叫"当归生姜羊肉汤"，这个食补方非常出名，就是取当归30克，生姜30克，羊肉500克同煮，用来温中补血、调经散寒。以羊肉性温，补肾壮阳。想必我不多解释大家都深有体会，冬天吃火锅，几两羊肉下肚，整个身体都暖洋洋的。

壮阳之药还有鹿茸血。相传，雍正皇帝当年还是雍亲王的时候，有一年秋天到热河打猎，射杀了一只梅花鹿，年轻气盛的雍亲王当即让人把鹿宰杀，生饮鹿茸血。鹿茸血有很强的壮阳功能，雍亲王喝后不能自持，便临幸一汉族宫女，此女日后产下了乾隆。这个历史故事是真是假无从得知，我们可以一笑而过，但是通过这个故事，也可看到有情之品滋补人身的功效。也就是说，我们在享受口福的同时，能把身体给补得非常棒。

动物药不仅可以滋养身体，延年益寿的作用也非常明显。历史上清朝有些皇帝的寿命比较长，这其中的秘密就在于他们有食鹿茸血的习惯。鹿茸血性热，能补肾壮阳，强健筋骨，益寿延年。

当然，动物药中的"血肉有情之品"主要是指具有滋补强壮、填精益血等不同功效的药食部分。也就是说，中医学对"血肉有情之品"的认识是严格规范在补虚药治、康复食疗的"扶正补益"范畴之内的。本书中还提及另外一些动物药，在临床中效果也非常好。比如鸡内金，想必每位家长都听说过，它消积导滞效果特别好。它能有效解决婴幼儿食积这一大麻烦，在本书里我也会提及。

三、血肉有情之品吃对了就会非常养身

草木无心，血肉有情，动物药更接近人情，所以补益的功效常在草木金石之上。

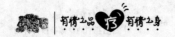

有一位患者来找我看病，因为减肥节食过度，她身体非常虚弱，有几次还晕倒了。她不愿喝中药，我劝她选用"乌鸡汤"。回家后她连服几天，头晕症状消失了，身体也感觉有力了。这就是"血肉有情之品"的效果。

古人把自然万物划分为四等，人为万物之灵，贵为一等，飞禽走兽有血有肉的归为二等，草木次之，金石最末。草木无心，血肉有情，动物药更接近人情，所以补益的功效常在草木金石之上。

血肉有情之品能治疗人体的各种虚证。动物有血、有肉、有筋、有骨、有髓，参照"以脏补脏"的理论，人体脏腑组织虚弱也可以用动物相应的部位来补益。肾虚的人可以食用动物的肾。眼睛不好的人可以食用猪肝、鸡肝等。小孩子爱尿床，可以用猪膀胱加入车前草一起炖食。当然，动物内脏含胆固醇高，有心脑血管疾病的老年人不能长期大量食用。

随着现在生活水平的提高，大家对健康的需求不再局限于有病治病的狭义范围，而是更上一层楼，向"未病先防"和"养生保健"的阶段迈进了一步。

人们拥有补品的品种多了，问题也就随之而来了——不会吃呀！就像是清朝洋务运动，政府虽然花高价从国外买回来各种先进的大炮、军舰，但是士兵的操作能力不强，跟敌人一交战便溃不成军。我身边有不少朋友，家里存有不少冬虫夏草、鹿茸、人参、麝香等高级动物药，但是不知道怎么吃、怎么用，或是干脆把它们摆在家中当奢侈品供人欣赏，最后该生病还是生病，该进医院还是进医院。这就像是抱着金碗要饭吃，实在是让人扼腕叹息。

有一位记者朋友，给我打电话说自己最近经常感觉到怕冷、浑身无力、头晕、大便稀、小便清长，还爱出虚汗。经过四诊合参，我发现他是肾阳虚，问题不太严重，平时多吃点温肾补阳的食物就可缓解了。他问我吃点什么好，我说枸杞子、鹿茸、怀山药等都可以，他听了说："正好家里有一盒鹿茸片。"我说："把鹿茸片打成粉，每天煮粥、炒菜的时候放一点，吃一段时间就好了。"他很听我的话，只吃了半盒，病情便好了大半。

他来感谢我的时候，我说："你想，鹿跑得多快啊！在丛林里狮子老虎想吃它都难，而且鹿本身就阳性十足，鹿茸又长在鹿的头顶上，是阳中之阳，所以古人就取象比类，觉得它补肾阳效果比较好，后来一验证，果然如此。"

那位记者听得津津有味，说真是长知识。

这就是有情之品补有情之身的例子，像这样的例子我每天都会遇到很多。

四、在小厨房里把家人的健康养出来

有情之品是大自然对人的恩赐。也有很多人对动物药望而却步，觉得动物药太贵，吃不起。别着急，我发现了一个非常有趣的现象，那就是动物药越贵，往往它的药效也就越强，那么用量当然也就越少。所以，总的花费其实不高。

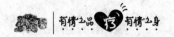

传说，慈禧太后喜欢鸡茸鸭舌汤。鸭舌是美味的食物，同时具有温中益气、补虚填精的功效。慈禧老年时常觉乏力疲惫，每天都要食一碗鸭舌汤。德龄公主在她的《瀛台泣血记》中写道："这位老佛爷终生恍惚与鸭舌汤结下了不解之缘。"最终，慈禧73岁才寿终正寝，这在当时已属高龄。

还有一位电影明星曾自曝每天让自己的女儿进补海参，当然这种进补是长期小剂量的进补，吃粥的时候切入点碎丁。海参是温性食物，富含的蛋白质易于消化、吸收，对小儿、孕妇、术后恢复患者和老年人非常适合，长期食用可以增强身体抵抗力。东北一些地方的人有进补海参的习惯，每年到了入冬时分，从头九第一天开始，到九九最后一天，每天吃一条海参，既当饭又当药。这种食药结合的进补方式是最简单、最适合家庭进补的方法。

为什么古代人推崇血肉之品进补呢？因为"食药同源"，动物的血肉"上得了药房，下得了厨房"。要未病先防，每天下厨房的时候在饭菜中放进去一点点，不要太多，就可以悄悄改善健康状况。

给您讲一个只有医生知道的事吧！

咱们的老祖宗在几千年前就知道利用动物的各种器官、组织及代谢产物来防病治病了。比如，中国最早的方书《五十二病方》中就记载有以鹿肉、鸡血等动物药入方剂以疗病的资料。在中医学典籍《黄帝内经》中共有13首方剂，其中5个处方是以人或动物器官及组织入药。方药数比例这么大，说明中国古代的医药学家就对动物药的应用相当重视，并对某些动物药的良好药效有所认识。另外，现存最早的完整药学典籍《神农本草经》中有牛黄、犀角、鹿茸、阿胶等多种动物药的记载。尤其是阿胶的应用，说明了中国在制药技术上早已用动物药材为原料，进行加工、提取、精制而制成较为纯净的药剂。

从 20 世纪 20 年代以来，国外也慢慢发现动物脏器有防治疾病的作用，过去由于多数制品的有效成分不明确，所以统称为"脏器制剂"。西方科学家通过对动物各种脏器的有效成分进行分析研究，发现了甲状腺素、胰岛素等。到了 20 世纪 40 年代，科研人员又相继发现了肾上腺皮质激素和脑垂体激素等对机体的重要作用，使这类药物的品种日益增加。从 60 年代以来，他们又从动物体中分离和提纯酶，开始了酶制剂在医药上的应用。至 70 年代，这类药物已增至 140 种，并日益增多。由于现代生化技术的发展，使从动物来源的药物大多数已能进行分离和提纯，故"脏器制剂"这一名称已被"脏器生化药物"所代替。

所以，动物药是老祖宗留给我们的一大笔宝贵财富。

另外，我还要说，有情之品是大自然对人的恩赐。当然，也有很多人对动物药望而却步，觉得动物药太贵，吃不起。别着急，我发现了一个非常有趣的现象，那就是动物药越贵，往往它的药效也就越强，那用量当然也就越少。比如鸡内金便宜，可以用 3~5 克；麝香、冬虫夏草很贵，1 克就好几百元，但是相对应的，每次它们的用量也非常少；麝香一般每次只要用 0.1 克就够了；冬虫夏草 1 克差不多 3~5 条，每次用 1~2 条即可。所以，不必担心花费太高。

看完这本书，您会对动物药有更深的了解，当您每天在厨房做菜的时候，加上一点动物药食材，不知不觉中您家人的身体也会变得更加健康！

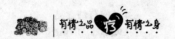

五、补虚无须山珍海味，常见肉食也很好

我们平常进补无须选山珍海味，日常食材中的老母鸡、鸽子、羊肉、鳖肉、鹌鹑、驴肉、牛肉、鸭肉等都有补益之功效，而且价格便宜，食料充足，还不用过度担心质量问题，用现在流行的话说就是"接地气"。

中医学有个词叫"五畜为益"，这个"益"是"补益"的意思，就是说鸡鸭鱼肉有助于补益人体的五脏精气，能提供谷类食物不能提供的营养。从现代营养学的角度讲，肉类食物多含高蛋白、高脂肪、高热量，能补充人体丢失的元气，利于缺乏营养及身体衰弱的患者迅速恢复。而且肉类所含的氨基酸等营养物质，也是增强人体机体免疫力的重要营养物质。2016 年中国膳食指南指出，成人每天应食畜禽肉类 40 ~ 75 克。

以血肉有情之品养血肉有情之身的观念，自上古社会就已经产生，先秦古籍《山海经》中就已经记载："有鸟焉……名曰青耕，可以御疫。"经过中医药的长期发展，药食同源、医食同源的思想在中国人脑海中根深蒂固，至今"血肉有情之品"的特殊补益作用，仍被大家沿用和发展。当家人生病的时候，暖暖的一碗大补汤已经不单单是补虚的良药，同时满载了亲人的关怀。

所以说，动物药不只是有血有肉，更是有情有义。世上情义本无价，但是落到自己身上，咱们总是想把最好的给自己最亲的人。

我的一位朋友，对中医知识有所了解。去年 10 月份，他妻子因为子宫肌瘤在医院做了手术。手术后妻子元气大伤，身体非常虚弱，出于关爱，他就想给妻子熬点粥喝。刚开始他想买燕窝，我听后告诉他，咱们老百姓买东西都讲一个性价比，物以稀为贵，燕窝贵的原因是不容易获得，也许多喝一碗鸭汤就把中间的差距补回来了。我给他推荐了一个食疗方——萝卜烧湖鸭。萝卜烧湖鸭是一个家常菜谱，取 500 克白萝卜和 1500 克鸭肉，用文火慢炖，并放入自己喜欢的佐料，食肉喝汤。鸭肉补益的同时还能滋阴，这道汤补虚养阴，还能健脾开胃。

朋友听了以后，就回家煲了这道汤，端到妻子手里以后，还把功效说给妻子听。他的妻子果然恢复得不错。

中医学讲精气夺则虚，凡是身体虚弱，以及多种慢性病过程中的正气不足都是体内气血津液虚损造成的。精不足者补之以味，形不足者温之以气。动物血肉为有情之品，气味醇厚，较草本药物更易被人体吸收。所以，有血有肉的动物之品，确实在扶助正气、增强体质、提高机体免疫能力等方面有自己独有的优势。

咱们老百姓做事都讲实惠两字，血肉有情之品很多，适合自己的才是最好的，食疗进补不见得非用山珍海味，美味珍馐。厨房里常见的食材只要我们会做，一样有不错的效果。

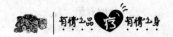

六、假冒的血肉有情之品非但不补身还伤身

大家在购买血肉有情之品时也要注意，一定要通过正规的渠道购买。

苗女士前一段时间面色萎黄，晚上失眠多梦，白天偶尔还会出现心悸、心慌等症状。经过诊断，我将其确诊为血虚。女子以血为本，血虚则肌肤、心神均不得养。女子补血自然少不了阿胶，阿胶是补血圣品，与人参、鹿茸合称为"滋补三大宝"。

于是，我便以阿胶为君药，为苗女士开了一个食疗方——"糯米阿胶粥"。食材为阿胶5克，糯米100克，红糖少许，煮粥食用，每日早晚各一碗。阿胶，性味甘平，微温，具有滋阴补血止血之功。长期服用可改善微循环，抗心律失常，还能使面色红润，肌肤细嫩，非常适合体质虚弱的女性朋友食用。现代药理研究表明，阿胶有加速红细胞、血红蛋白生成和止血的功效。

按照我的推断，苗女士只要按照这个方子食用1个月，体质就会得到改善。没想到才过了1周，苗女士便来找我说，吃了我开的药，不但症状没有减轻，反而出现了腹泻、恶心等其他不适。我自认为自己的诊断非常缜密，方子不会出错，便推断是药材的问题。我问苗女士在哪里买的药，苗女士回答说在网上买的。后来我检查了苗女士所买的阿胶，发现没有光泽，气味腥臭，质地黏腻，便知道这些阿胶质量太差。

阿胶是由驴皮熬制而成，补血功效取决于驴皮的质量。驴皮含有丰富的矿物质、维生素 A、维生素 D、维生素 B_{12}，具有特有的蛋白结构和自身的药物属性。而现在不良商家为了节省成本，用猪皮、牛皮等其他动物的皮来代替，自然起不到补血的功效，若是用了杂皮或是腐烂的动物皮，不仅没有保健作用，还会对身体有害。所以，我告诫苗女士，买中药材一定要去正规的中药店。后来，苗女士在我们医院买了 2 个月的阿胶用量，同样的方子吃了半个月病就好了。

用药如用兵，两兵交战，方子是军师，药材是士兵，若是士兵的战斗力不行，军师的谋略再正确也无济于事。药材是中医治病的最后一步，药材的好坏直接决定着药能否治病。但是，不少商家利欲熏心，拿人的生命健康开玩笑，在药材上做手脚，造假的方法五花八门，真是令人心痛。

燕窝是极其稀少的珍贵补品，1 斤极品血燕价格可能上万。正是在如此巨大的利益诱惑下，很多商家才决定铤而走险，用猪皮和银耳制作假燕窝。所以，大家在购买血肉有情之品时也要注意，一定要去正规的中药店购买，千万不要上了不良商家的当。

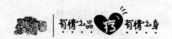

七、有情之品养生，中医和西医都越来越重视

　　不管是西医的营养学还是中医的食疗法，其本质都是对大自然的认识，大自然中蕴含着无尽的财富，只要我们拥有智慧，乐于开发，就像西方医学之父希波克拉底所说的，"自然在治病，医生只不过是自然的助手"。

　　从某种角度来说，人们对血肉有情之品作用的认识可能比草本药物还要早，因为捕猎是原始人类获取食物、补充体力的重要途径。他们在长期进食肉类食物的过程中，特别是随着烹饪技术出现后，发现动物的血、肉、骨、髓对人体有不同的作用，也就是具有补益的功效，甚至还可以治疗某些疾病。

　　1975 年，在湖南马王堆 3 号汉墓出土的《五十二病方》等古医书中，我们可以发现，早在战国时期，人们就对动物药进行了系统总结，把动物药分为人、兽、禽、鱼、虫 5 类。到汉代的《神农本草经》就详细描述了鹿茸、鹿胶、霞天胶（牛肉熬制）、龟甲、鳖甲等有情之品的滋补功效。后来随着医学的不断发展，逐渐深化了对动物类药（食）物的"补益"认识，并形成系统理论。

　　中医学讲"同气相求"，动物血肉与人相应，性味温补，药力平缓，更容易被人体吸收而扶正祛邪，滋养身体。因此备受众多医家重视，明清以后，血肉有情之品更是引起医家广泛的注重。清代名医叶天士特别重视应用"血肉有情之品"，其在《临证指南医案》中对阿胶、鹿角、鹿茸、鹿胶、牛羊猪脊髓等多种动物类补益药研究颇深，善施广用。

此外，类似于乌鸡、老鳖、鸽肉、羊肉、海参、燕窝等食药同源之物，不但能补虚益精，还是厨房里的美味佳肴。普通的食材，经过老百姓的烹饪变成了阿胶红枣粥、当归羊肉汤、枸杞乌鸡汤、红烧乳鸽等令人垂涎欲滴的美味，深受老百姓喜爱。

随着现代医学对动物药源的研究、开发和利用，动物药中具有补益作用的"血肉有情之品"在养生保健、疾病防治、康复调理过程中的作用越来越受到重视。中医讲究"吃啥补啥""以髓养髓"，中医的髓有充养神明、滋养骨骼、化生血液的作用，髓不足则身体虚弱，身体功能发生紊乱，出现贫血、发育迟缓、骨质疏松等症，此时通过进食动物的骨髓则可以达到填髓益精的作用。

除了药膳食疗，一些有情之品的中成药在保健品市场也非常受欢迎，比如冬虫夏草、鹿茸、麝香、燕窝、海狗肾等。以血肉有情之品养有情之身的养生观念逐渐成为社会大趋势，不论中医还是西医都很重视。在西医院，很多患者做完手术后，医生也不忘嘱咐煲一碗鸽子汤喝，这种理念其实就是来源于中医养生观。

现代医学领域也开始注重对有情之品的研究，比如在中医中常用的壮阳补肾药海狗肾，现代医学研究发现，海狗肾富含生殖激活肽 PNA 和细胞分裂增长素等成分，确实能促进精液生成，促进睾丸、阴茎二次发育，具有调节内分泌、延缓衰老的作用。中医属于经验科学，重于经验事实的描述和实用性，就是先有结果再推导原因。虽然相比于理论科

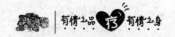

学发展速度慢，但保留下来的都是精华。

　　随着社会的发展和科学的进步，人类社会更加崇尚自然，返璞归真成为社会新潮，而血肉有情之品具有天然的特性，是我们自然养生最有效的途径之一。

第二篇

心脑疾病的

有情之品调护法

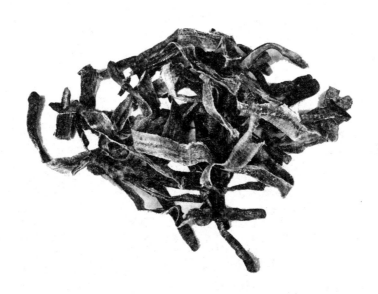

一、疲劳综合征，每天一碗海参粥

症状：压力大、睡眠不好、多梦、记忆力减退。

方法：海参，就是"海中人参"的意思。据《本草纲目拾遗》中记载：海参，味甘咸，补肾，益精髓，摄小便，壮阳疗痿，其性温补，足敌人参，故名海参。取海参1只，泡开切碎，粳米适量，煮粥食用。

现在，来我的门诊就诊的疲劳综合征患者特别多。疲劳综合征是由于长期的大脑情绪紧张和精神压力，从而导致精神活动能力减弱造成的，会造成睡眠障碍、记忆力减退、头痛等不适。疲劳综合征跟工作压力大有很大的关系。有很多人每天工作、学习的时间太长，压力太大，时间久了，就容易出现疲劳综合征。目前，现代医学在治疗神经衰弱方面没有什么特别好的办法，大多会通过一些抗焦虑或是抗抑郁的药物进行治疗，但疗效不太理想。而中医学立足于"肾"，通过滋肾阴，补肾阳，调理五脏，效果相对较好。

有一次在门诊我遇到一位男性患者，他说自己现在天天大把大把地掉头发，晚上睡不着觉，每天必做梦，梦里都是工作上的烦心事；白天工作也不像以前那么有精力，稍遇不顺就头痛。我还在暑假里遇到过一位大学生患者，现在高校都实行学分制，他由于不喜欢自己的专业，有好几门课

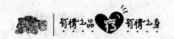

不及格。学校规定学分不修够就不能发学位证。他还差两分才够，于是整天非常担心，掉头发，失眠，吃不下饭，不爱说话，尤其是记忆力非常差，他非常担心自己期末考试再不及格。这两位病人的病情都跟长期精神紧张有关，我给开的都是食补方。方法很简单，取海参1只，泡开切碎，粳米适量，煮粥食用。海参很常见，一般药店里都有卖的。但是，药店里卖的海参一般都是干的，您若想吃的话，可以把它放在家里的暖水瓶里，然后倒入开水，塞上瓶塞，闷上几小时它就变软变大了。

这个办法最主要是利用海参益智健脑、补肾益精的药用价值。海参的中药价值基本上可以用4个字概括，就是"补肾固本"，在中医学上"脑为髓海"，而"肾有生髓之效"，所以肾气、肾精的充盈会对一个人的大脑产生很大的影响。食用海参，不管是配粳米还是配羊肉都有补肾的作用，对慢性疲劳综合征都有一定的疗效。

那位男性患者在爱人的照顾下，天天吃海参粥，1个月就好了许多。那位大学生患者也是，他妈妈在他暑假期间，天天煲海参粥给他喝，症状很快都不见了。尤其是那位大学生，他来感谢我，说原来整天难受，一直不知道自己得了这种病，现在调理好了，以后学习一定会注意。

我告诉他："如果你学了自己喜欢的专业，那就能让你发挥自己的长处。你学了自己不喜欢的专业，却能弥补你的短处。一个木桶能装多少水，取决于桶上最短的那一块板。你现在是不喜欢自己的专业，但是你学一学，能让你更完美，对不对？"

那位大学生听了很高兴，说回去一定好好学习。高考都过了，这种学校的小期末考试，自己一定能过！

最后给大家讲一个关于海参的传说吧！蓬莱八仙之一的"铁拐李"在成仙之前，曾经是一个穷困潦倒的书生，屡次谋取功名，却都名落孙山，不仅没有考取功名，而且积劳成疾，身患重病。于是，他就动了轻生的念头。

有一天，他来到蓬莱海边，想投海，以求解脱。就在他正要投海时，有一股鲜美的香气扑鼻而来。他顺着香味找去，看到一位老人在海边支着一口锅，正煮着东西。这香气正是从那口锅中飘出来的。只见那位老人鹤发童颜，超凡脱俗，于是"铁拐李"便问老人："老人家，您这锅中所煮何物？"老人回答道："此乃'金刺海参'，乃海中珍品，食之可强身健体。年轻人，人生不如意之事十有八九，但为此枉断性命，就太不值了，人世间还有许多美好的事情在等着你去体验呀，你如果刚才投了海，恐怕今天就享用不到这等美食了。"一语惊醒梦中人，就在"铁拐李"还在体味老人的话时，老人幻化作一股仙云，随风而去，只留下这锅里的"金刺海参"。他随即吃掉了锅里的东西。

四十天后，他便觉得神清气爽，脑清目明；八十天后，他参透禅机；第八十一天，他得道升天。后经太上老君点化，他抛弃肉身，得成"八仙"之首"铁拐李"，此后，造福于人间。

虽是传说，但由此可见，海参的功效可不一般啊！

二、心脏病人宜食驴肉

俗话说"天上龙肉，地上驴肉"。驴肉高蛋白，低脂肪，高氨基酸，低胆固醇，对动脉硬化、冠心病、高血压患者有着良好的保

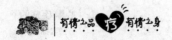

健作用。驴肉还含有动物胶、骨胶原和钙等成分，能为老年人、儿童、体弱者和病后调养的人提供良好的营养补充。

驴肉肉质细嫩，没有猪肉肥腻，也没有羊肉的膻味，可以说是走兽肉中的上品，要不老百姓怎么说"天上龙肉，地上驴肉"呢？

唐太宗李世民和乾隆都喜欢吃驴肉，正是因为它味美。宋朝学士宋祁路过洛阳，在友人家盘桓数日，诗酒常和之余，大食驴肉，最后竟吃红了眼，将代步的驴也杀来吃了。看来，文人也有吃急了的时候啊！

当然，驴肉除了味美以外，还有很好的食补功效。

俗话说："要长寿，吃驴肉；要健康，喝驴汤。"那么驴肉到底有什么特别之处呢？

驴肉具有"两高两低"的特点：高蛋白，低脂肪，高氨基酸，低胆固醇，对动脉硬化、冠心病、高血压患者有着良好的保健作用。驴肉还含有动物胶、骨胶原和钙等成分，能为老年人、儿童、体弱者和病后调养的人提供良好的营养补充。

中医学认为，驴肉味甘性凉，有补气养血、滋阴壮阳、安神去烦的功效。总而言之，一般人均可食用驴肉，身体瘦弱者更为适宜。健康人多食用驴肉能够强健体魄，滋阴补肾，体弱多病者则可以调养身体。面对如此好的食材，想必您也一定想马上吃一顿。下面就给大家介绍两种驴肉的吃法。

驴肉火烧：说到驴肉，驴肉火烧不得不说，它是人世间一大美味。某著名笑星说过："家乡的山美，水美，人更美，驴肉火烧馋得我流口水。"它虽然看起来平平无奇，但却是兼美味和滋补于一身。

红焖驴肉：驴肉300克，冬菇40克，生姜5片，葱2根，花椒适量。驴肉切块，放入烧开的水中煮熟，捞出漂洗干净备用，冬菇清水泡发，洗干净，烧热锅加入少许油，将葱、姜、花椒爆香，下驴肉用大火爆炒，加料酒、老抽，加入冬菇，大火烧开，转小火焖至驴肉酥烂，酱汁浓稠即可。

　　驴肉能补充人体所需的蛋白质，冬菇能辅助降血脂、血压，扩张血管，花椒有温中、止泻、止痛的作用。老年人一般都会有"三高"的情况，平时总是清汤寡水，口中经常无味，而想吃一些东西又不敢吃，怕血糖升了，血压高了。那么，红焖驴肉就是不错的选择，不仅味道不错，还补身体。

三、经常心慌、胸闷，可吃胡桃阿胶糕

　　症状：经常感觉心慌、胸闷。

　　方法：阿胶、冰糖各250克，黄酒500毫升，胡桃肉、黑芝麻（炒熟）、龙眼肉各150克。先将胡桃肉、黑芝麻、龙眼肉研成细末。阿胶浸于黄酒中放置10天，然后与黄酒置于陶瓷容器中隔水蒸，待阿胶完全溶化，再加入胡桃肉、黑芝麻、龙眼肉细末及冰糖，搅拌均匀即可。

　　有位朋友打电话给我，说怀疑自己得了心脏病，要求我帮忙为她做检查。这位朋友的身体一向很好，平常并不怎么生病，她突然说自己患

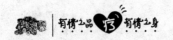

了心脏病，我有点不相信。

来到医院，我拿着她的心电图检查单，发现并没有什么异常表现。我向她询问具体情况，她回答我说："最近总感觉心悸发慌，上班爬三层楼梯，心脏就扑通扑通地乱跳，感觉喘不过来气。即便是坐着不动，有时候胸口也会感觉像被突然压了一块石头，憋闷得很。"

我接着问："除了心脏上的不适之外，有没有其他不舒服的地方？"

她回答说："最近一直上火，嘴角一连长出了好几个火疱。另外就是晚上睡不着觉，就算是睡着了也不踏实，不停地做梦，白天发生的事情就像过电影一样，在梦里重新演一遍。"

我看她舌质淡红，苔少脉沉细，又结合她描述的症状，断定她的心脏不适其实是由于"心血不足，神不守舍"导致的。

我当时就跟她说："你放心吧，根本不是心脏病。"她听了终于长吁了一口气，又问我接下来怎么办。我说："这就要发挥中医食疗的优势了，回去自己吃点阿胶补一补就可以了。具体吃法，我有一个胡桃阿胶糕的制作方法，你回去后可以尝试尝试。先备好阿胶、冰糖各250克，黄酒500毫升，胡桃肉、黑芝麻（炒熟）、龙眼肉各150克。"

"制作过程分两步：先将胡桃肉、黑芝麻、龙眼肉研成细末。阿胶浸于黄酒中放置10天，然后与黄酒置于陶瓷容器中隔水蒸（就是蒸的时候不让接触到水的意思），待阿胶完全溶化，再加入胡桃肉、黑芝麻、龙眼肉细末及冰糖，搅拌均匀即可。"

阿胶滋养心肾，补血养阴。胡桃肉、黑芝麻补肾滋阴，龙眼肉安神益心脾，冰糖养阴生津。几味药经过加工制成又甜又酥的糕点，对治疗朋友的"心病"是再好不过了。我的那位朋友连吃了1周，心脏问题就完全解决了，现在她已经把胡桃阿胶糕当成了点心，每天吃不到，心里就痒痒。

四、水蛭破血逐瘀，帮您清理血管栓塞

现代研究发现，水蛭含有一种抗凝血物质——水蛭素。血管发生瘀堵是因为血液中的栓子增多造成血液凝固性增高，形成栓塞。而水蛭的抗血凝作用可以很好地溶解凝血，改善血液循环。《神农本草经》中就认为，水蛭有破血、逐瘀、通经的疗效。水蛭粉碎与三七粉以 1 : 2 的比例调配，装入瓶子备用，每日 1 克，饭时随粥服下，可以很好地预防血栓形成。

血管是血液流动的通道，如果血液在循环中出现了异物，通道就会瘀堵。瘀堵不清形成栓塞，血流就会中断。如果这种情况出现在脑血管，脑组织因为缺血会软化或坏死，继而便会出现咱们常说的"脑卒中"。

因此，活血化瘀是贯穿脑卒中中医治疗的根本治则。活血化瘀的药物很多，植物药有川芎、红花、三七粉等。动物药我尤喜欢用水蛭。

血管为什么会发生瘀堵？就是因为血液中的栓子增多造成血液凝固性增高，形成栓塞。而水蛭的抗血凝作用可以很好地溶解凝血，改善血液循环。

水蛭治脑血栓的效果是公认的，并且在我国很多古代医书上都有记载，《神农本草经》中就认为水蛭有破血、逐瘀、通经的疗效。用水蛭预防和治疗脑血栓形成不仅效果明显，也很经济。进入 21 世纪后，我

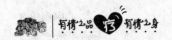

国人口老龄化逐年加重，心脑血管疾病处于高发期，由于水蛭制剂具有良好的降血脂、抗血栓、保护心脑血管作用，在临床上得以广泛应用。目前很多治疗脑血管疾病的药物，如活血通脉胶囊、脑血康口服液、溶栓胶囊都是以水蛭为主要成分。

吕大爷去年冬天突发中风，幸好治疗及时，没有危及生命。不过，命虽然救过来了，但却落下了后遗症，他说话、走路很不伶俐，吃饭用不了筷子，肢体反应迟钝，生活质量严重降低。而且，最要紧的是吕大爷还会经常头痛，这说明病根未去，全家人都怕他再次犯病。

出院的时候医生给他开了不少抗血栓的西药，以期望起到预防和保护的作用。可是吕大爷又非常讨厌吃药，经常因为吃药跟家人闹情绪。儿子知道吕大爷平常对中医养生感兴趣，便想让他试着吃中药。

我教吕大爷儿子一个简单有效的办法。水蛭打碎与三七粉以1∶2的比例调配，装入瓶子备用，每日1克，饭时随粥服下。

吕大爷的儿子每天晚上都把药粉掺进吕大爷的米汤里，就这样不知不觉连用半年以后，吕大爷的病情比以前大有改善。

看来，水蛭确实称得上是血管垃圾的清洁工。

五、让高上去的血压乖乖降下来的有情方

僵蚕是一种动物药，具有祛风解痉、化痰散结、清热解毒、燥

湿的功效。中医学常常将高血压辨证为肝阳上亢、痰湿阻络、气虚血瘀等证型，而僵蚕既能清热化痰，又能平肝息风，可以说每种证型都在僵蚕的治疗范围内。僵蚕 15 克，配上黄芩 10 克和银杏叶 30 克，对高血压的治疗非常有帮助。

血压是推动血液在血管内流动的动力，心脏一张一弛之间，血液在人体管道系统内川流不息。正常合理的血压是身体健康的前提，如果长期血压过高则会造成动脉粥样硬化，促使血管腔变得狭窄，引起心血管病。另外，压力过大，血管壁会不堪重负，发生破裂，导致发生脑出血等疾病。

现在高血压患者越来越多，以前高血压都是老年人才得的病，现在中青年人发病也越来越多。在我的门诊上，很多患者年龄不大，血压就高达 170～200 毫米汞柱，很吓人。

记得在我门诊上曾经遇到过一位 38 岁的中年患者，他在妻子的陪同下来找我看病。我给他测量了血压，高压已经达到 195 毫米汞柱了。我给他开了药，并语重心长地告诉他，一定要严格控制血压。没想到，半个月后，他又在妻子的陪同下来找我住院了，原来，他出现了中风，左侧肢体轻度偏瘫，很让我痛心。他的妻子也说，叫他来看病就是不来，好不容易来看病了，开的药拿回家也不吃，这回算是受罪了。不过万幸的是他偏瘫不太严重，我给他看完病后，他又进行了康复治疗，总算没有留下后遗症。

其实，治疗高血压就像黄河治水，不能等到决堤时才想起来加固大坝，那个时候已经晚了。

我给患者降血压的时候，除了常规用药外，还会给患者开个中药验方，分别是僵蚕 15 克，黄芩 10 克，银杏叶 30 克，加两碗水，大火烧开后换成小火煎上十几分钟，这时候药汁差不多就剩下一碗了。把药汁

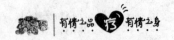

倒出来，然后再加上两碗水，用同样的方法煎成一碗。最后把这两碗药汁混在一起。每天分 3 次，在服降压药的时候服用。如果一天只服一次降压药的话，也可以一天分早晚两次服用。

这个方子里，僵蚕是一种动物药，具有祛风解痉、化痰散结、清热解毒、燥湿的功效。中医常常将高血压辨证为肝阳上亢、痰湿阻络、气虚血瘀等证型，而僵蚕既能清热化痰，又能平肝息风，可以说每种证型都在僵蚕的治疗范围内；黄芩清热燥湿、泻火解毒，能够降血压；而银杏叶能够通过增加血管通透性和弹性而降低血压；僵蚕 15 克，配上黄芩 10 克和银杏叶 30 克，对高血压的治疗非常有帮助。

张大爷是我的一个老病号，发现有高血压的时候，高压在 160 毫米汞柱以上。他当时服用 3 种降压药，我给他配上我的小方子，到了后来，他的降压药已经减到 1 种，效果非常好。

中药最大的好处就是全身调理，改善体质，治疗根本；就好像锅里的粥烧开了一样，扬汤止沸解决不了根本问题，釜底抽薪才是根本解决之策。

六、做个睡美人，才能葆青春

将 0.3 克珍珠粉置舌下，含 4~5 分钟，然后用温水清洁口腔再入睡，可以很好地帮助睡眠。

　　莉莉是某商城知名化妆品牌的销售人员，她虽然近水楼台，整天在化妆品堆里，想用什么用什么，但是还是挡不住憔悴。3周前她找我看病，说近一段时间公司分的销售任务特别重，自己担心完不成，整天烦躁，最近连觉也睡不好了，现在黑眼圈特别明显，眼睛下面好像还要起瘀斑了。

　　她说，像她们这种做化妆品销售的，首先要拿得出去的便是自己的脸蛋，如果自己的眼圈黑得像熊猫似的，谁还来买化妆品？

　　我告诉她，脸色不好跟睡眠有直接关系。常言道：吃得好不如睡得好。睡能养血，睡能益气，做个睡美人才能永葆青春。她听了连连点头。

　　事实上，为什么睡觉能美容呢？中医学讲，肝藏血，女子以血为本，而每天的23时至凌晨1时，是胆经最旺的时候，如果此时还未入睡便会加重胆经负担，肝胆的主色为青色，所以睡眠不好就会脸色发青发暗。

　　我给莉莉开了6克珍珠粉，告诉她，每天晚上临睡前，取0.3克置舌下，含4～5分钟，然后用温水清洁口腔再入睡。

　　珍珠粉中含有多种氨基酸和微量元素，能对大脑中枢起到安抚与镇定作用，使全身能舒缓安静下来。帮助人提高睡眠质量，人体吸收后就能使过度兴奋而导致疲劳的细胞得到滋养，在睡眠中蓄养精气神，进而益气活血，养颜美容。

　　1周后，她的睡眠就安稳了，晚上睡得充足，白天干活也有劲儿，黑眼圈也下去了。

　　珍珠粉是一种天然的护肤品，自古以来不仅女性对珍珠粉的美容效果宠爱有加，就连很多男性也对珍珠粉爱不释手。清代乾隆皇帝的宠臣和珅就有每天清晨以珍珠作食的习惯，他认为珍珠不但有养颜护肤之功，而且服后让人白天神窍明，晚上睡得香，让人不知不觉在睡梦中，就把青春留住了。

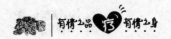

七、喝驻颜茶是永远年轻的秘密

每天喝茶的时候，加上与茶叶等量的珍珠粉就可以了。这个方法对于整天在办公室工作的女性可是太好了。因为珍珠具有安神定惊、明目去翳、解毒生肌等功效。

谈到珍珠粉，就不得不谈谈伟大的京剧表演艺术家梅兰芳先生的养生之道。

1930年，中国京剧被梅兰芳带到了美国，看惯了百老汇的美国人不但迅速迷恋上了京剧这一艺术形式，同时也被梅兰芳先生舞台上柔声细语、婀娜多姿的形象所折服。特别是当梅兰芳卸了妆，穿着长袍马褂再次出现在舞台上拜谢的时候，所有在场的女人都忍不住感叹，原来台上"肌肤若冰雪，绰约若处子"的虞姬竟然是眼前这个男人所扮。

梅兰芳年逾花甲仍能在舞台上扮演妙龄少女，想必不少女性朋友们心中都忌妒死了这个男人，殊不知梅兰芳之所以能永葆青春跟珍珠粉有很大关系。

据了解他的人透露，梅兰芳有食用珍珠粉的习惯，每天早上都喝一碗用珍珠粉和豆腐脑调好的羹。其实生活中，我们也可以向梅兰芳学习，每天服用一点珍珠粉。

当然，珍珠粉好找，但是豆腐脑可是不好找啊，那么，不妨改成喝珍珠茶吧。每天喝茶的时候，加上与茶叶等量的珍珠粉就可以了。这个方法对于整天在办公室工作的女性可是太好了。因为珍珠具有安神定惊、明目去翳、解毒生肌等功效，现代研究还表明珍珠在提高人体免疫力、延缓衰老、祛斑美白、补充钙质等方面都具有独特的作用。如果您整天在电脑前久坐，感觉脸部肌肤僵硬，发黄无光泽，眼睛干涩，身体免疫力差，衰老快，那就不妨试试珍珠茶。

小杨是一家广告公司的设计员，她设计的画册封面、户外广告都非常好。她在大学主修的就是设计专业，曾经豪言"要用青春换设计"，她果然做到了。但是，由于她整天在电脑前坐着，刚三十出头，老黄脸、暗疮、眼干都有了，后来来找我看病的时候，我把这个方法告诉她，1个多月后她的效果好得让我意想不到。

后来她自己说，以前自己工作的时候，没有喝水的习惯，就是一天到晚对着电脑，现在工作前，泡上一杯珍珠茶，隔上几分钟就抿上一口。我告诉她，一个小方法改变一生，多喝茶水，身体就能补充足够的水分，在喝茶的时候，眼睛也得到了休息，身体也得到了放松。这真是一举多得！

八、醒酒安神，用"五灵脂丸"

五灵脂50克研末，麝香0.5克。把它们混在一起搅拌均匀装在一

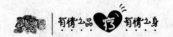

个密封的瓶子里备用。哪天喝多了，就取出来，用水送服 5 克左右，它醒酒安神特别快，您再也不用为酒后头痛和肚子不舒服发愁了。

俗话说，无酒不成席，朋友聚餐、谈生意等都少不了要喝上几杯，这是中国特有的酒文化。但是酒喝多了难受，经常喝酒还伤身。所以，我们平常要少喝酒。

有位朋友跟我说有一次就因为喝酒误过事，本来下午要出去办件事的，结果中午和几个长时间未见的朋友一起吃饭喝酒，喝多了就没去成。

他问我中药是不是有很多可以解酒的方子，如果酒后服用一点，那不就可以减少酒精对身体的伤害吗？于是，我就从医书里查到了一个方子，叫"五灵脂丸"。当然我所说的这个五灵脂丸不是药店里常见的那种，而是一个很早就有的偏方，是自己调配而成的。主要成分是五灵脂 50 克研末，麝香 0.5 克。把它们混在一起搅拌均匀装在一个密封的瓶子里备用。后来，我再遇上喝醉酒者的时候，我就告诉他，用米汤送服，我发现用这个小方法解酒的速度就是比平时要快很多，而且不吐、不晕、不恶心。有时候，知道有朋友晚上有应酬，我会提醒朋友服上一次。后来朋友都说，他的酒量比以前大多了。

五灵脂始载于《开宝本草》："出北地，此是寒号虫粪也。"它是一种叫寒号鸟的粪便，能调理脾胃，有醒酒解毒之功。

麝香为雄麝的肚脐和生殖器之间腺囊的分泌物，干燥后呈颗粒状或块状，有特殊的香气，有苦味，可以制成香料，也可以入药。它是常用中药，《神农本草经》列它为上品。麝香性辛、温、无毒、味苦，入心、脾、肝经，有开窍、辟秽、通络、散淤之功能。

我们将这两味药混合在一起制成的五灵脂丸真的可以称得上是醒酒的"灵丹妙药"，用米汤送服效果最好。

九、教你如何应对"夜哭郎"

宝宝晚上烦躁、爱哭闹，去药店买一些蝉蜕，15～20克就可以，去头足，洗净晒干研末。每次用3克冲水，加入适量冰糖睡前喂服。

家有"夜哭郎"，父母愁断肠。要说小孩闹夜是再正常不过的，不过有些小孩，白天尚能安静入睡，入夜则变得啼哭不安，还有的一哭就是整晚上，把父母折腾得筋疲力尽。

跟我进修的一位医生，孩子快半岁了，他跟我说这两天工作的时候总是出错，感觉他好像特别没精神，我就问他原因。他说，实在不好意思，这几天孩子不知道是怎么回事，哭闹得厉害，搞得晚上睡不好觉，白天没精神。我一听便感觉这孩子十有八九是患了夜啼症。但是给小孩看病不能凭感觉，我说，抱过来让我看看吧。

孩子抱过来以后，我观察这个5个月大的小孩，见他翻来覆去，面赤唇红。我逗了他一下，他就笑了，我趁机看了看他的舌头，发现孩子舌尖发红，这明显是体内有热。大人体内有热的时候尚且心烦不安无法入睡，更别说这么大的小孩了。

我说："去药店买一些蝉蜕，15～20克就可以，去头足，洗净晒干研末。每次用3克冲水，加入适量冰糖睡前喂服，保证晚上睡好觉。"

吃了两天晚上，第三天早晨的时候，我的这位进修医生就说，孩子晚上已经不哭闹了。

别看蝉"废话特别多"，一天到晚"知了……知了……"地叫个不停，但是它可是医生的好帮手。它在羽化前留下的蝉蜕治疗小儿夜哭效果非常好。《药性论》记载蝉蜕"治小儿浑身壮热惊痫，兼能止渴"。

不过蝉蜕治疗的夜啼症主要针对心经积热型，有两个指标家长可以参考下，第一是大小便，观察大便是否秘结，小便是否短赤；第二是看舌尖是否发红，指纹是否发紫。以上只要符合一条便可确定孩子是心中有热。

人体是一个阴阳制约的综合体，白天阳主外，阴伏内，等到晚上两个该换岗了，变成阴主外，阳伏内。但是，由于身体有热，阳气过盛，自然就打破了这种平衡，扰动神明，造成小孩心烦而啼。

十、别看土鳖虫不起眼，补骨效果你眼馋

取土鳖虫10克，骨碎补15克，如果老年人有骨质疏松，照这个小方子把药抓回来，又便宜又实惠，早上加上两碗水，熬一次，熬成一小碗；晚上再用同样的方法熬一小碗。每天也就是一两块钱，喝上一阵子，就能改善关节疼痛，缓解骨质疏松。

在《神农本草经》里，动物药有 67 种，但是不起眼的小小土鳖虫却作为中品药赫然在列。如果您对中医不太了解，肯定会想，它也不是太好嘛，才位列"中品"。其实，《神农本草经》里上、中、下三品并不以好坏来区分。这种三品分类法，主要是为了应"天、地、人"三才。土鳖虫嘛，土生土长，肯定是应地了，所以列为中品。

年轻人对土鳖虫可能没有记忆，中老年人对它会印象深刻，像硬币那么大，身上有一个厚厚的壳，土打的墙如果有洞的话，顺着洞就能找到它，因为土墙上的洞确实都是它钻出来的。咱们的老祖先很聪明，"取象比类"，根据土鳖的习性，发现它善钻硬土，那肯定善于走窜，破瘀效果应该不错。

经过在病人身上试验，果然如此。那看着灰不溜秋的土鳖虫果然性善走窜，可以活血祛瘀、消肿止痛。于是，古代的大夫就想，它的药性这么好，起的名字太难听了，于是，就又给它取了个医学上的名字，叫土元。什么是"元"呢？元就是开始的意思，比如咱们说的公元多少多少年，还有民间的神仙元始天尊之类的。意思是说，在土里，它是"老一"，看来，古代的医生们真的非常喜欢这种到处都能找得到，而且作用效果又特别好的有情之品。

有个非常有名的骨科大夫，曾经跟我说过一个治疗骨质疏松的方子，很简单，就是土鳖虫 10 克，骨碎补 15 克，如果老年人有骨质疏松，照这个小方子把药抓回来，又便宜又实惠，早上加上两碗水，熬一次，熬成一小碗；晚上再用同样的方法熬一小碗。因为中药每煎一次，药效可以出来约 40%，早一小碗，晚一小碗，药效就出来了约 80%，剩下的 20% 就很难煎出来了。每天也就是一两块钱，喝上一阵子，就能改善关节疼痛，缓解骨质疏松。

朋友的母亲，去年冬天在家做家务的时候，地板有点湿滑，一不小

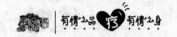

心摔了一跤，坐在地上，同学打电话来找我，我建议做 X 线检查，后被确诊为压缩性骨折。我这个大学同学虽然不是医生，但是拿着老娘的 X 线片，他哭了。因为他看到母亲的骨头就像蜂窝一样，一个窟窿连着一个窟窿，骨质已经大量流失了。同学跟我说："以前我还想着自己多孝顺，光想着让妈妈吃好穿好就是幸福了，没想到妈妈骨质疏松这么严重我都不知道！"

幸好他母亲骨折不是特别严重，二十多天后出院了。临走的时候，我把上面的方子告诉老同学，跟他说，这个小方子有补肾壮骨、消肿止痛、行气除瘀的作用，回家坚持让老人服用一段时间。同学听了连连应下。

大约一个多月，我又见到同学，同学说，我上次说的方子太好了，老母亲服用一个月，感觉骨骼比以前强健多了，人也有劲儿了。现在，老父亲也跟着天天喝。我听了也非常高兴。

小小的土鳖虫，小小的有情之品，让同学的孝心成真，让他的父母健康长寿，这不正是"有情之品补有情之身"吗？

十一、产后抑郁，要常喝阿胶大枣粥

女性刚生过孩子后，身体虚弱，精神疲惫，若每天躺在床上身体得不到舒展，脏腑的气血运行就比较缓慢。不妨每天早上用阿胶 10 克，大枣 50 克，糯米 100 克，红糖少许，给您爱人熬一碗阿胶大枣粥喝。

李先生向我倾诉说，老婆刚生了一个宝贝儿子，自己非常高兴，每天铆足了力气，一下班就匆匆忙忙赶回家抱着孩子溜达，家里能干的活抢着干，生怕累着媳妇。但是，让他不解的是，妻子居然和自己闹离婚。李先生很不解，自从生了孩子以后，自己白天洗尿布，晚上换尿布，家里做饭、扫地的活全包了，把妻子伺候得舒舒服服的，她竟然不满意，还埋怨生活没意思。

说到这里，我其实已经能确诊他妻子得的就是产后抑郁。但是，我得让这位李先生把他的话说完，如果我不让他说完，他把半截子话留到肚子里不倾诉出来，自己也会在心里留下烙印。

他说："也不知道啥情况，最近一段时间她都没有主动抱过孩子，有时候孩子饿得嗷嗷大哭，她都一点也不心疼。我说她几句，她就开始对我大发脾气，跟我吵，说我不关心她，心里只有孩子，也没之前爱活动了，以前挺着大肚子的时候还经常晚上拉着我陪她逛公园呢，现在基本上待着家里不出去，吃过饭就看看电视，或者睡觉。"

听他说完后我告诉他，这是产后抑郁，是指产妇分娩后由于遗传、社会、生理因素出现抑郁、悲伤、沮丧、哭泣、易怒、烦躁等心理障碍。

产后抑郁的病因很复杂，有些因为遗传，但更多的是女性对初为人母的角色不适应，丈夫把更多的关注放在了小孩身上，作为母亲可能心理不平衡。

听了我一番解释，他点了点头说："你这么一说，还真是这样，看来是我太关心孩子了。"

"那有没有什么治疗的办法呢？最好不要吃药，孩子是母乳喂养，

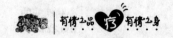

吃药对奶水有影响。"小李问道。

我告诉他："你回家后，每天早上用阿胶 10 克，大枣 50 克，糯米 100 克，红糖少许，给你爱人熬一碗阿胶大枣粥喝。另外，女性产后身心都经受着重大转折带来的压力，最需要伴侣的支持和关爱。所以，今后你回家后的第一件事不要去抱孩子，而是抱一抱妻子，问问她今天的心情，一天的琐事，交流宝宝的情况，让她感受到自己得到重视。平常多让她和宝宝接触，有交流才有感情嘛，交流多了女性内心的母爱自然会激发出来。"

大约 3 周，李先生的妻子就从产后抑郁中摆脱出来了，她和李先生一起，来找我道谢。她说："真是太谢谢您了，现在我回想起来，都觉得有点后怕。"

中医学认为，产后抑郁病属于郁证。妇女刚生过孩子后，身体虚弱，精神疲惫，若每天躺在床上身体得不到舒展，脏腑就处于郁滞状态。另外，女人第一次做妈妈都需要一个慢慢适应的过程，如果这段时间没有给予及时的建议和疏导，她就会神思过用而耗伤气阴。气阴两虚，虚火内扰，心情自然不能舒畅。阿胶、大枣、糯米都是些补血滋阴的中药材，多食有助于调理妇女产后脏腑萎靡不振的状态，再加上精神上的调节，所以病很快就好了。

第三篇 **脾胃疾病的**
有情之品调护法

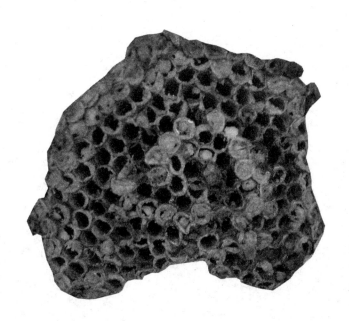

一、多吃牛肉，养出好脾胃

牛肉能补气益血、健脾和胃，长期食用可强筋壮骨。

牛肉味甘，其中水牛肉性凉，黄牛肉性温。水牛肉重在安胎补血，黄牛肉重在补养脾胃，一般进补都选用黄牛肉。中医学认为黄牛肉具有补中益气、滋养脾胃、强健筋骨的功能，而且还擅长补气，是气虚之人进行食养食疗的首选肉食。《韩氏医通》记载："黄牛肉，补气，与黄芪同功。"牛肉适用于中气下陷、气短体虚，筋骨酸软和贫血久病等人群食用。

食用提醒：牛肉不宜常吃，1周一次为宜。另外，牛肉的肌肉纤维较粗糙，不易消化，故老年人、幼儿及消化力弱的人不宜多吃。牛肉为发物，患疮疥湿疹、痘痧、瘙痒者应慎食。

我们应该为在今天能正大光明地吃上牛肉而感到庆幸，为什么这样说呢？因为在以前，擅自吃牛肉可是违法的事情。在农耕社会，牛是耕地用物，官府是不允许私自杀牛的。例如在隋唐时期，政府规定：私自屠牛者判一年。宋代规定，私自屠牛者判一年半，发配一千里，明清时期规定：私自屠牛者杖打一百，判一年半，流放一千里。

那什么人能吃牛肉呢？镇守边关的将士才能吃，边关以畜牧为主，

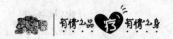

而且天气严寒，而牛肉暖胃，抗饿，吃起来又香，又有嚼劲。牛肉配烈酒，豪气冲天。辛弃疾的"八百里分麾下炙，五十弦翻塞外声"就描绘了把烤牛肉分给部下，乐队演奏北疆歌曲的场景。所以长久以来，人们一提起牛肉就联想到身体强壮，高大威猛的人。

牛肉能补气益血、健脾和胃，长期食用可强筋壮骨，你看那些肌肉型男，食用牛肉是他们为了增长肌肉而制订的饮食计划中最重要的一部分。

当然，我们普通人吃牛肉并不奢望能成为肌肉男，如果能达到补脾胃、益气血、强筋骨的效果也是非常不错的。

当归牛肉汤：鲜嫩牛肉 500 克，当归 50 克，红枣 10 枚。牛肉洗净，切块，当归、红枣（去核）洗净。把全部用料放入锅内，加清水适量，武火煮滚后，改文火煲 2 ~ 3 小时，调味后即可食用。

牛肉补脾胃，益气血；当归既补血活血，又调经止痛，为调经要药；红枣养血补中，以加强牛肉、当归之功效。合而为汤，补血调经。凡血虚诸证，或月经不调，食用后能起到很好的效果。

枸杞牛肉粥：牛肉、粳米各 100 克，枸杞子 50 克。牛肉剁成末，同时加入姜片（末）、少量的盐及料酒（黄酒）腌制 10 分钟。随后大米洗净后用适量清水浸泡 10 ~ 20 分钟，清水烧开，将浸好的米加入，当锅再次烧开后便可将腌制好的牛肉末倒入，待米熬到开花后放入十几粒枸杞子，再熬 5 ~ 10 分钟。最后加入切碎的生菜叶，此时关火即可，利用锅内余温将生菜烫熟，这样一碗醇香绵糯的枸杞牛肉粥便完成了。

补虚益精的牛肉配上滋补的枸杞子，非常适合病后气血双亏的患者进补，另外，气血两虚所致的体虚乏力、筋骨酸软等人群也非常适用。

西兰花牛肉泥：西兰花 5 小朵，牛柳 100 克，少量食盐。西兰花去掉根部的老皮，放入开水中烫 2 分钟，关火闷 3 分钟。水要尽量少放，或者用蒸的方法，这样能尽量减少营养的流失。然后将牛柳切成 2 厘米左右的块，放入水中煮约 30 分钟至牛肉熟烂。将煮好的牛肉块和汤汁放入搅拌机中搅拌成肉泥，最后把西兰花加少量的水也放入搅拌机中打成泥，放少量的食盐即可。

这个是适合婴幼儿食用的辅食，婴幼儿从 4 个月大开始，光吃母乳或者婴幼儿配方奶已经无法满足营养需求。而牛肉富含丰富的蛋白质和氨基酸，特别适合正处于生长发育阶段的宝宝食用。用牛肉泥做婴幼儿的辅食，能让你的孩子长得健康强壮。

二、排便顺畅，人体无毒一身轻

肠道是人体一个极其重要的排毒器官，如果出现排便无力、便秘，粪便就会在肠道内被反复吸收，如果经常排便不正常，不仅会出现面部痤疮、色素沉着、肥胖、体臭等不适，甚至还有可能诱发癌症。

要想保持大便通畅，可以经常喝海参粥。取海参 10 克，木耳 20 克，猪大肠 50 克。把木耳用水泡发以后，把海参和猪大肠切成丁，一同加水放入锅中煲熟，加入调料即成。做成 2~3 碗的样子，根据自己的饭量，早晚各一顿，吃完就可以了。

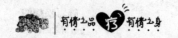

另外，老年人很容易因排便无力而出现便秘，这时可以用肉苁蓉15克，阿胶6克，葱白3根，蜂蜜2勺，做成阿胶葱白汤服用。做的时候把阿胶砸碎，先用1碗水煮葱白和肉苁蓉，煮沸后捞去葱白、肉苁蓉，加入阿胶、蜂蜜溶化，睡前温服1碗。

肠道是人体一个极其重要的排毒器官，如果出现排便无力、便秘，粪便就会在肠道内被反复吸收，如果经常排便不正常，不仅会出现面部痤疮、色素沉着、肥胖、体臭等不适，甚至还有可能诱发癌症。这一点确实是这样，记得有一次我跟一个肛肠科医生一起聊天，他说最近碰到一个直肠癌晚期的患者，是位38岁的女士，突发急腹症，在做手术的时候，主刀医生把她的直肠一打开，好家伙！一股刺鼻的臭味马上传遍了整个手术室，大家虽然都戴着医用口罩，仍然被熏得难以忍受。手术结束以后大家都在讨论，像这种慢性顽固性便秘的人，怎么会不得癌症呢？

因此，保持大便通畅非常重要。要想保持大便通畅，喝海参粥是个不错的方法。取海参10克，木耳20克，猪大肠50克，把木耳用水泡发以后，将海参和猪大肠切成丁，一同加水放入锅中煲熟，然后加入调料即可。做成2~3碗的样子，根据自己的饭量，早晚各一顿，吃完就可以了。

一位朋友说自己最近一段时间便秘，好几天都不怎么解大便。大便排不出来，就像是垃圾堆在肚子里，非常难受，整天感觉肚子胀胀的。我当时就给他开了上面的食疗方。这个方法非常有用，第三天朋友便打来电话，告诉我大便通了之后，真是一身轻松，舒服极了。

您知道海参的来历吗？因为它像人参一样珍贵，所以才起名叫海参。事实确实如此，海参同人参、燕窝、鱼翅等齐名，被列为八大珍品之一。海参性温，滋阴健阳，阴阳双补。当然，除了具有补益之功外，还可以润肺通肠、通便排毒；猪大肠性寒，味甘，也有润肠，祛下焦风热的作用；黑木耳则富含膳食纤维和植物胶原，可有助于有益菌的生长，软化粪便，促进胃肠蠕动，加速肠道食物蠕动进程，有效帮助体内有毒物质及时清除和排出，治疗便秘。

很多人不认为便秘是一种疾病，认为不解大便就不解大便，反正积攒久了早晚要排出来。其实，大便对于人体来说就是垃圾，垃圾堆在屋子里不清理就会滋生细菌，影响屋内环境，如果大便停滞在肠道长时间排不出，毒素和细菌就会通过血液循环流窜到身体各部位，威胁我们的身体健康。肠道有大量的废物，比如硫化物、细菌、毒素，奇臭无比。古语说："要想长生，肠中常清，要想不死，肠中无滓。"讲的就是这个道理。

所以，有便秘的人千万不要再掉以轻心了。

除了排便不畅外，还有很多老年朋友容易出现排便无力的情况。

社区的张大娘这几天便秘，自己去药店买了一瓶果导片，吃了不见效，以为是买到假药了，便前来找我核实。我看包装盒上写着主要成分是"酚酞"，又查了产品批号和防伪码，便对张大娘说："这药没有质量问题，确实是用来治疗便秘的。"

张大娘听我这么一说，挠了挠头说："咦，这算奇怪了，那为什么我吃了没有用呢？"

我说："便秘有很多证型，在没有正确诊断前是不能乱吃药的。"随即，我拉起了张大娘的手说："来，我给你号一下脉。"

我见张大娘舌质淡，苔白，脉象细沉无力，明显是虚证的表现。而张大娘买的果导片，其主要成分是具有刺激性的酚酞。我们都知道，虚证之人是不能用攻下药的。虚弱的肠道再经历一番折腾，肯定是更没力

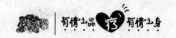

气排出大便了。所以，我当时便对张大娘说："大娘，您这便秘得养着治，就像小孩，你得顺着它的性子，用药的时候不能跟它唱反调。我给您说个方子，您回家试一试，不行的话再来找我。"

大娘听了说："行，行，你是大专家，开的方子怎么能不行呢。"

我笑了笑说："行不行，得等您实践后才知道。您回去啊，每天晚上喝一碗粥。但是我这粥不是一般的粥，您得用阿胶6克，肉苁蓉15克，葱白3根，蜂蜜2勺。做的时候把阿胶砸碎，先用1碗水煮葱白及肉苁蓉，煮沸后捞去葱白及肉苁蓉，加入阿胶、蜂蜜溶化，睡前温服1碗。"

张大娘听了说："这不难，我退休了在家里没事做，就喜欢在厨房里折腾。"果然张大娘当天就从药店买回来了1斤阿胶及2斤肉苁蓉，准备打一场持久战。

不过，喝了10天左右张大娘排便就通畅了，张大娘看着剩下的阿胶及肉苁蓉心疼地对我说："我这病好了，这阿胶苁蓉葱白粥还能继续喝吗？"

我笑了笑说："可以，阿胶本来就是滋补气血的药，肉苁蓉是温润肠道的，特别适合老年人服用。更何况，您现在身体还虚着呢，可以再补一段时间。"

很多人一见便秘，便以为是肠道积滞，开始吃一些泻药。其实，在临床上很多中老年人，或久病新愈、产妇等的便秘是由于气血亏虚引起的。这类患者，除了排便困难外，还有一些面黄、心悸气短、失眠多梦、神疲懒言等虚证的表现。

气虚则无力推动大便，血虚则肠道失去濡润，造成大便排泄困难。对于这类便秘如果再用药力峻猛的泻下药，无疑是抱薪救火，雪上添霜。所以，大家以后便秘的时候先不要急着买药，先确认自己属于虚证还是实证，如果是虚证，睡前 1 碗阿胶苁蓉葱白粥就能解决问题。

三、肠痔如虫啮，试试"猬皮坐浴方"

症状：肛周疼痛，特别是用纸擦的时候还带有血，如果坐久了，就有想大便的感觉，可每次去都排得很少，肛门处还总是有发热感，像是被很多虫子在咬。

方法：刺猬皮、槐花各 3 克，地榆、黄芪各 5 克。加 2～3 碗水煎成药汁。每天早晚先把肛门洗干净，然后用药汁来进行坐浴。时间不用太长，15 分钟左右即可。每剂药可以煎 2 次。

作为一名医生，我的手机号是公开的。原因很简单，患者没什么事是不会给我打电话的。有一次，有位男士给我打电话，他说，是亲戚介绍找我看病的。我问其有什么不适，他回答说，自己是一位办公室的文员，最近上厕所大便时，肛门周围很痛，特别是用纸擦的时候还带有血，另外，如果坐久了，就有想大便的感觉，可每次去都排得很少，肛门处还总是有发热感，像是被很多虫子在咬。

我明白这个患者的顾虑，他肯定是觉得自己的病比较尴尬，所以先打电话咨询一下。经过详细询问，我发现他得的是肠痔。

肠痔之名出于《诸病源候论》，古书对它有这样的记载："肛边肿

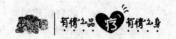

核痛，发寒热而血出者，肠痔也。"得了这个病，就像是屁股下面有团火，会让人坐卧不安。

这位患者回答我，确实是肠痔，他到别的医院看过，医生建议手术，但是自己最近工作特别忙，能不能拖一段时间。

于是我就给他说了个方子，到药店买刺猬皮、槐花各 3 克，地榆、黄芪各 5 克。加 2～3 碗水煎成药汁。每天早晚先把肛门洗干净，然后用药汁来进行坐浴。时间不用太长，15 分钟左右即可。每服药可以煎两次。1 周后，这个患者打电话过来，说病已经好多了，不再像以前那样整天难受、坐卧不安。肛门部位也不觉得那么燥热了，洗完后很清爽，现在症状也减轻了很多。

这服药里的君药就是刺猬皮，《神农本草经》将其列为中品，有收涩止血，化瘀止痛的作用，治疗便血、痔的效果很好，当然治疗肠痔自然不在话下。古人有云"诸痔皆由伤风"。如果肠胃有风邪和热邪，两者乘虚入于肠间，汇集于下部，就会使肛边生核，肿痛不消，进而引发肠痔，这是肠痔的发病机制。治疗起来以清热凉血为主，而刺猬皮正是有这样功效的中药。

在我们的生活中，有很多人患有肠痔，只是患有此病的人往往是碎了牙齿往肚子里咽，将这个病当作自己的隐私，不愿别人知道，更不愿给别人讲。其实，这样做是不对的，如果得了这个病因为怕别人嘲笑而不去接受治疗，任由病情发展的话，会引起其他的并发症，甚至癌变，后果是不堪设想的。所以，如果您感觉自己的病情比较轻的话，可以试试上面这个方子，如果病情比较重，最好及时接受手术治疗。

四、鸡内金打粉，让孩子大口大口地吃饭

孩子不爱吃饭，大多跟食积有关，可以每次取 3 克的鸡内金粉末直接让孩子用水冲服，一天服 3 次。

有一次我出席一位朋友的婚宴，席间有个小男孩，大约两岁的样子，坐在宝宝椅上。这个小家伙真能吃，他虽然还不会用筷子，但是用手抓着妈妈往他碗里夹的饭菜，吃个不停。由于我们这一桌客人年龄都偏大一些，都已经是当父母的人，都禁不住夸赞说："这孩子胃口真好！"

其中有一位女性在夸这孩子的同时说："如果俺家妞也能像他这么能吃就好了。"

"您找王医生给看看呗，省里的大专家在咱这一桌坐着怕啥！人家可是主任医师、全国名老中医、博士生导师。"我的一个朋友指着我说。

一番寒暄之后，这位女士就说，自己的女儿 5 岁了，从小脾胃功能就不好，稍微吃多一点就腹胀、腹泻。有时候吃的东西，胃肠道好像根本没有经过消化吸收，就直接排泄出来了。家里好吃的都给她了，但是就是吃不胖，到现在个子比别的孩子都低，真是愁人。

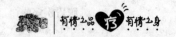

有句成语叫"兵马未动，粮草先行"，这八个字的成语是用在打仗上的，但是大自然中很多道理都是相通的，这个成语用在小孩身上照样合适。小孩正处在长身体的黄金时机，吃饭问题如果解决不好，就会影响孩子的身高，甚至是智力发育。

这位朋友的孩子其实就是胃腑功能太弱。胃就像个发酵池，作用就是腐熟食物，说白了，就是将大块食物研磨成小块，并将食物中的大分子降解成较小的分子，以便于进一步被吸收。由于胃腑功能太弱，结果它没有将食物腐熟、分解，所以上面这位朋友的孩子才会"吃啥拉啥"。这从中医学上讲，叫胃气不足。

胃气不足很常见，我为她支了一招，让她去中药店买一些鸡内金，直接让药店服务员帮忙研成细末，然后每次取3克的鸡内金粉末直接让孩子用水冲服，一天服3次。这个方子效果非常好。

鸡内金是什么？就是鸡肫的内壁，不知道大家想过没有，为什么鸡内金助消化效果这么好？养过鸡的人都知道，鸡的胃太厉害了，它们平时啄食的就是很硬的食物，比如麦子、玉米粒等，有时候误把小石头子、铁块、瓷片等啄进肚子里，也不会发生胃病。我让孩子吃鸡内金，就是让有情之品补有情之身，来增强胃的动力。人体的胃就像一个搅拌机，我们平常吃的食物要先在胃里打磨粉碎才容易被消化吸收。胃的动力越强，消化功能就越强，就不会遇见食积腹胀之类的问题，孩子想吃什么就吃什么。

过了大约1个月的样子，有一天我在坐诊，这位朋友居然专门来我的门诊道谢，说孩子按我说的方法，现在已经好了，再也不腹泻了，人也长胖了，比上个月胖了快两斤。

鸡内金助消化，增强胃动力，方法简单有效。其实古人发现鸡内金的作用，完全得益于"取象比类"的哲学思维方法。他们看到鸡的肠胃这么厉害，便想到动物和人体有很多地方是相通的，经过实践发现果真如此。现在药理学也确实证实，鸡内金本身含微量的胃蛋白酶和淀粉酶，服药后能使胃液的分泌量增加，使胃动力增强。

能吃是福，做父母的都希望孩子大口大口地吃饭，做个小吃将。可是对于那些先天胃气不足，肠胃较弱的孩子，家长们又担心吃多了孩子消化不动，出现食积。不过有了鸡内金的帮助，父母们完全可以放下这种忧虑，让孩子吃得饱饱的，这样身体才能长得壮壮的。

五、孩子面黄肌瘦是疳积在作祟

> 大脑壳、小细脖、四肢骨瘦如柴、面黄肌瘦、精神萎靡，紫河车、鸡内金、鸡肝各等份，共研细末。每次服用6克，每日3次。

古人把麻疹、天花、惊风和疳积总结为小儿四大要症，如今，随着预防医学的发展，麻疹、天花已经被控制和消灭，惊风也能得到合理治疗；可唯独这疳积仍是众多家长和医生棘手的问题。

疳积是小儿常见的脾胃病，得了疳积的孩子往往表现为"大脑壳、小细脖、四肢骨瘦如柴、面黄肌瘦、精神萎靡"。看症状有点像现代西医上讲的"营养不良"，但临床上如果真的按营养不良的诊治思路治疗的话，往往效果不太好。

有一次我去医院附近的社区开讲座，讲座结束后，一个妇女带着2岁多的小男孩找我为他看病。

她告诉我："孩子被诊断为营养不良，但是回家后吃了很多富含高蛋白、维生素等营养物质的食物不但没有一点起色，反倒是比之前更严重了。"为此她非常不解，希望通过中医治疗能够得到改善。

随后，我仔细观察了孩子的情况。孩子表现得确实是营养不良的症状，头发枯黄、面容消瘦，活像一根"豆芽菜"。但是孩子真正的病因并不是营养跟不上，俗话说"无积不成疳"，此病归根结底是脾胃受损、乳食积滞造成的营养失衡，就像是脾胃这台发动机不工作了，你给它加再多的油，它也转化不成动力。

所以，疳积的孩子一味地补，效果肯定不好。

不过，治疗疳证是中医的拿手好戏，中医治疗疳证的办法太多了，捏脊、吃中药、贴肚脐等都有不错效果。我给这个孩子用的方子是紫河车、鸡内金、鸡肝各等份，共研细末。每次服用2克，每日3次。1个月后复诊，孩子的精神状态、皮肤色泽、食欲等都发生了翻天覆地的变化。

紫河车是人的胎盘，药店有卖，性温味甘，补气血，益脾胃，补而不过，适合长期服用，增强脾胃动力。鸡内金助消化，消食健胃，可以促进胃液分泌，提高胃酸度及消化力，加快肠胃排空。鸡肝也是食药同源的佳品，能消胀，改善皮肤色泽等，可以治疗疳证引起的表证。这三味药同属于血肉有情之品，相互配伍有补有消，治标治本，是治疗小儿疳积再好不过的方子了。

现在独生子女越来越多，家长们爱之深切，山珍海味、鸡鸭鱼肉都想让孩子享用，岂不知小儿脏腑稚嫩，盲目加强营养，反而是加重了脾胃的负担，伤害了脾胃之气，出现营养失衡。想必大家都知道"旧的不去新的不来"的道理，此时治疗不能一味进补，要在消食的基础上增加营养，而用紫河车、鸡内金、鸡肝配伍的方法非常不错，家长们可以试试，建议1～2岁患儿每次服3克，2岁以上每次服2克，每日3次，7日为1个疗程，病重者可服2周。

六、小儿打嗝，请喝"牛乳生姜汁"

打嗝是小儿经常出现的情况，家长切勿乱了手脚，取牛奶和生姜汁各50毫升，放在一起煎至50毫升后，然后让小儿分3～4次服用完就可以了。

打嗝可以说每个人都经历过，我们在吃饭时如果吃得过快，喝水时水温过低，就会引起打嗝，有时候打起嗝来没完没了，非常难受。大人尚且感觉到难受，就更不用说小孩了，只是他们往往有口难言，不善于表达自己的痛苦。

小儿打嗝又称小儿哕，如果小儿外感风寒，寒热之气逆而不顺就会引发此病，也就是俗话说的"喝了冷风"而诱发打嗝。同时小儿在吃奶时吃得过快，或者奶水过凉，也会引起小儿哕。

很多妈妈们是第一次生孩子，照顾孩子没有经验，一不小心小儿就会发生打嗝。

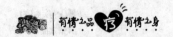

而小儿打起嗝来就很难停止，妈妈们看了也只有心急的份儿。因为孩子还小，打针吃药肯定是不行的，想来想去，也没有好的解决办法。

事实上，还是有一些治疗小儿哕的好方法的，如《备急千金要方》中记载有一个：牛乳、生姜汁各五合，煎取五合，分为二服。

具体的意思是说，取牛奶和生姜汁各50毫升，放在一起煎至50毫升后就可以了，然后让小儿分3~4次服用完。

前些年，我一位朋友的老婆刚生完宝宝，我去他家给他道贺，到他家后，看到孩子一个接一个地打嗝，我问朋友说："家里有牛奶和姜吗？给我拿出来一些。"

朋友听后，把我说的牛奶和生姜拿了出来，我就走进厨房，先切上四五片生姜，加水，然后按照上面《备急千金要方》中所说的方法给煎制了大约50毫升的牛奶生姜汁。

给孩子喂了一次后，打嗝的症状就慢慢减轻了，过了大约1小时后又喂了第二次。我临走时，孩子就已经不再打嗝了。

朋友说，这次自己赚大发了，不仅收了红包，还免费看了一次病。我听了忍不住笑了。

牛奶营养丰富，容易消化吸收，孩子喝起来也没有不良反应，是"最接近完美的食品"。生姜性味辛温，有散寒发汗、化痰止咳、和胃止呕等多种功效。将这两样东西放在一起，经过煎制而成的牛奶生姜汁治疗小儿哕的效果非常好。

其实小儿哕是小宝宝极为常见的一种生理现象，跟小儿神经系统发育不完善有关。随着婴幼儿的成长，神经系统发育逐渐完善，打嗝现象也会逐渐减少。因此，家长不必为新生儿打嗝而惊恐。

七、快速搞定牙痛的老偏方

　　牙痛的时候，取一点没食子粉，然后用纱布包起来，不要太厚，薄薄的 1 ~ 2 层就可以了。然后放在牙痛的地方，咬上片刻，牙就不痛了。

　　俗话说："牙疼不是病，疼起来要人命。"这句话一点都不假，牙痛的时候，吃不下饭，不敢喝凉的东西，稍微酸一点的、辣一点的也不敢吃，还总想用手捂着腮帮子。

　　别看我是医生，我也牙痛过。记得我三十多岁的一年夏天，我晚上跟朋友一起去吃饭，喝了点冰镇啤酒，没想到第二天醒后，牙就开始痛了。那时我还是名年轻的医生，于是我就向一位老中医求教。

　　那位老中医还真有办法，他说："你到药房里取一点没食子粉，然后用纱布包起来，不要太厚，薄薄的 1 ~ 2 层就可以了。然后放在牙痛的地方，咬上片刻。"我听了赶紧照做，果然，我就咬了 1 ~ 2 分钟的样子，牙就不痛了。

　　作为一名医生，当然不能"好了伤疤忘了疼"，我就到图书馆里查资料，发现没食子治牙痛是《圣济总录》中记载的方子，叫作没食子散，治牙痛效果非常好。由于这件事是我亲自体验过的，因此不用记也

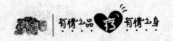
记住了。后来有人找我看牙痛，我就把这个方子告诉他，大多反映效果是"立竿见影"。

大部分人牙痛了都会选择用消炎药来止痛，比如说甲硝唑、头孢类、阿莫西林等，而不知道这些药物服用过多的话，对肝肾功能的影响是很大的。

因此，牙齿疼痛最好还是选择一种无毒副作用的方法来治疗，"没食子散"这个偏方是一个不错的选择。

八、吃点虫草蛋能帮助术后伤口愈合

亲人手术后，可以每天用冬虫夏草一根，鸡蛋2个，冰糖30克。把冰糖加入开水溶化，打入鸡蛋搅成蛋浆，再把清水洗净的冬虫夏草放入鸡蛋碗内，最后蒸熟。然后让亲人吃一碗，可以帮助伤口愈合。

老家叔叔前一段时间做了结肠癌的切除手术，我和爱人知道后便前去看望。手术做得很成功，我很放心。不过有一点，叔叔年龄大了，术后恢复是个大问题。

我看到后，就在当地医院边上的药店里给他买了6根冬虫夏草，也就1克多，花了三百多块钱。我禁不住咂舌，自从虫草被不良商家炒热以后，真是贵得离谱啊。回到医院，我对叔叔的女儿，也就是我的堂妹说，每次用冬虫夏草1根，鸡蛋2个，冰糖30克。把冰糖加入开水溶化，打入鸡蛋搅成蛋浆，再把清水洗净的冬虫夏草放入鸡蛋碗内，最后蒸熟。每天早晨给叔叔吃一碗。

看完叔叔后我和爱人就回家了。毕竟我这边每天还有很多病人等着我。到了第五天的晚上的时候，我打电话给叔叔，问他情况怎么样。虽然是在电话两头，但是我明显感觉到叔叔很高兴。他说话很快、声音很大，他说，伤口恢复得非常快，马上就能出院了。主刀医生都说，原本以为他身体比较虚，没想到恢复得这么好。我听了很高兴，因为这里面有我的一份功劳。

冬虫夏草营养价值颇高，有固本培元之功效。现代药理研究证明其包含维生素B_{12}、多种生物碱等有效成分，是老年体弱者的滋补佳品。老人手术后身体虚弱，吃一碗虫草蛋汤，可以补虚益气，非常有利于身体功能的恢复，当然也可以促进伤口的愈合了。

九、能健脾增寿的海参粥

如果您的脾胃功能比较差，不妨跟着清代三朝元老张廷玉学一学，服用一段时间海参粥。海参粥做法也很简单，取海参1只，糯米同煮为稀粥，再酌加葱、姜、细盐等调味即可食用。

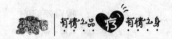

看过清朝帝王电视剧的读者，一定会对"张廷玉"这个名字印象颇深，这位康熙年间的进士，康熙、雍正、乾隆三朝元老，居官五十年，在历史上非常罕有。张廷玉之所以能成为官场上的常青树，这除了得益于他过人的才干和智慧外，另一个重要的因素便是健康。俗话说身体是革命的本钱，没有健康的身体，其余一切都是镜中花水中月。

据史料记载，张廷玉年少的时候体质很差，弱不禁风，时常生病遭灾，平时言谈举止少气无力，常常走几百米就感到疲惫不堪。如此文弱，将来怎堪大用？张廷玉的父亲常常为他担忧，大家也都以为他活不到成年就会早早夭折。但事实证明，张廷玉不但长大成人，而且还整整活了84岁，这在古代可算是寿星级的了。

有句老话"善健脾者易长寿"，张廷玉之所以长寿，奥妙就在于他十分重视养护脾胃，以强固后天之本来弥补先天不足的缺陷。养护脾胃，张廷玉并不是靠鹿茸、人参之类的补品，而是只爱海参一味。每日早朝之前和晚朝之后他都要服一碗佣人准备的海参粥。

这个海参粥做法也很简单，取海参1只，糯米同煮为稀粥，再酌加葱、姜、细盐等调味即可食用。

粥饭是养脾胃无上之食，正如《医药六书药性总义》中所说："糯米粥为温养胃气妙品，粳米粥为滋生化育神丹。"口味黏稠滋润的糯米，加上营养价值很高、能温补脾胃的海参，张廷玉这碗海参粥自然是世间健脾养胃的最佳补品了。

古代医家很早就提出了"补肾不如补脾"的理论。肾为先天之本，而脾为后天之本。人出生后，身体气血的营养来源都由脾胃运化。脾健则气血充足，面色红润，肌肉丰满坚实，肌肤和毛发光亮润泽，外邪不易侵犯，身体不易发病，自然也就健康长寿。反之则出现面色萎黄，肌肉消瘦，肌肤毛发枯萎无光泽，外邪极易入侵，体内易发疾病，自然多病易逝。

所以，中医学经常强调脾胃的调养与补益，注重健脾养胃，通过加强脾胃后天消化吸收的能力，来增强机体各系统器官的生理功能，提高机体防御能力，这是抗衰老的重要途径。通过养后天以养先天，很多原本先天不足的人，反倒能高寿。脾胃虚弱的人或中老年人不妨也跟着张廷玉学学，早晚各服一碗海参粥。

十、乌鸡，上天赐给女人的天然美食

> 乌鸡肉中含氨基酸高于普通鸡，而且含铁元素也比普通鸡高很多，是营养价值极高的滋补品，也是补虚劳、养身体的上好佳品。

乌鸡是中国最著名的药用珍禽之一，它不仅长得好看，而且还有很好的食补效果。从营养价值上来看，乌鸡的营养远远高于普通鸡，乌鸡肉中含氨基酸高于普通鸡，而且含铁元素也比普通鸡高很多，是营养价值极高的滋补品，口感也非常细嫩。至于药用和食疗作用，更是普通鸡所不能相比的，被人们称作"名贵食疗珍禽"。另外，由于它的皮肤、肌肉、骨头、大部分内脏都是乌黑色的，所以乌鸡被人们称为是"黑了心的宝贝"。

乌鸡是补虚劳、养身体的上好佳品。人一旦生病了，都会说去熬点

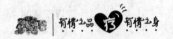

鸡汤补补身体，这是因为人们知道鸡汤对人体有大补的作用，能够补中益气。普通鸡尚且如此，那乌鸡就更胜一筹了。

健康的人平时吃点乌鸡肉，喝点乌鸡汤是不错的选择，它不仅可以增强生理功能、强筋健骨，还能预防骨质疏松。另外，乌鸡还有美容养颜的功效，特别适合女人食用。我国历史上赫赫有名的太平公主就是用三月三的桃花和乌鸡的血调成糊状，敷面及其他部位来滋养皮肤，真是"面白脱如雪，身光白如素"。她只是外用乌鸡血就能这样，那么吃肉喝汤的效果就更不用多说了。

乌鸡的吃法基本都是煲汤，那么都有哪些做法呢？跟其他的食物怎么搭配呢？这些都是我们需要考虑的问题。事实上，不同的食物通过科学的搭配可以起到事半功倍的保健效果，在我们做菜的时候，大家都知道讲究食材之间的搭配，食材之间互相搭配特别合适的，我们叫"鸳鸯配"。下面我给大家推荐一些养生的乌鸡汤。

白萝卜乌鸡煲汤：乌鸡半只，白萝卜2根，生姜1块。生姜、白萝卜切片，锅中放适量油，将乌鸡块下入，翻炒3分钟左右，将炒过的鸡肉和萝卜、姜片一起放入煲中，加入开水，淹没过食材，煲3小时，盛起时加盐调味即可。

这个菜的主要原料就是乌鸡和白萝卜，鸡肉最佳的搭配就是白萝卜。为什么要把乌鸡和白萝卜一起煮汤？因为白萝卜有利水下气的作用，对于身体营养比较平衡的人，又想补益，又怕补得太多，在食物搭配里，有补的，也有清的，有通畅的也有补益的，这样最好。

另外，这个汤里边还可以加一些滋补的中药，可以让人有更好的选择。

加黄芪：适用于气短、胸闷，觉得特别疲劳，睡醒起来觉得疲倦，脸色苍白、血压偏低的人。加黄芪还可以治疗因气虚引起的便秘，比如老年人，绝大多数老年人便秘是因为气虚。

加党参：能够补气养血，适用于气虚体弱，脾胃不健的人。

加枸杞子：能够滋补肝肾，正常人 10 粒左右，不能超过 20 粒，太多反而会生内热。

鹿茸炖乌鸡汤：乌鸡 250 克，鹿茸 10 克。将乌鸡洗净，切块，与鹿茸一齐置炖盅内。加开水适量，文火隔水炖熟，调味服食。这个汤具有温宫补肾、益精养血的作用，适用于久婚不孕、月经不调的人群。

最后告诫大家，乌鸡虽然营养丰富，但多食会生痰助火、生热动风，故体肥、患严重皮肤疾病者应少食或忌食，患严重外感疾病时也不宜食用。

十一、想美就吃猪蹄吧，它一点都不逊于熊掌

> 女人不知道怎么补才美，那就隔三岔五吃点猪蹄吧。它不仅含有丰富的胶原蛋白质，脂肪含量也比肥肉低。多吃猪蹄还可以延缓皮肤的衰老过程，美容养颜。

我给女性推荐的第二道美味就是猪蹄。曾经有科学家做了研究，发现从营养学的角度来讲，猪蹄一点都不逊于熊掌。

猪蹄性平，味甘、咸，归胃经。猪蹄含有丰富的胶原蛋白质，脂肪

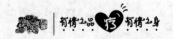

含量也比较低。传统医学认为猪蹄有壮腰补膝和通乳之功，可用于肾虚所致的腰膝酸软和产妇产后缺少乳汁之症，而且多吃猪蹄可以延缓皮肤的衰老过程，美容养颜。《随息居饮食谱》说："填肾精而健腰脚，滋胃液以滑皮肤，长肌肉可愈漏疡，助血脉能充乳汁，较肉尤补。"可谓是把猪蹄的功效概括得十分全面。

进补时令：民间有"冬吃猪蹄赛熊掌"的说法，猪蹄可补气血、润肌肤，适合寒冷干燥的冬季进补。

食用提醒：高血脂、胆囊炎、胆结石、动脉硬化、高血压病的患者应以少食或不食为好。脾胃虚弱的人也不宜多食。

古人喜欢进补猪蹄，除上述作用外，还认为吃猪蹄还有求吉利、去霉运的说法。据说，从唐朝始，殿试及第的进士们相约。如果他们中有人将来做了将相，就要请同科的书法家用朱书题名于雁塔。以后每逢有人赶考，亲友就赠送猪蹄给他（"猪"和朱同音，"蹄"和题同音），送猪蹄的用意是希望考生金榜题名，成为将相。

南方一些地区的人坐月子喜欢用猪脚煲汤进补，猪蹄可以催乳，开胃提神，补血补钙。当产妇生完孩子后，家里早为产妇准备好一大瓦煲猪脚姜醋。一般产妇每天吃 2 ~ 3 次，不出半月便能迅速恢复体质。猪蹄中富含胶原蛋白，它能促进皮肤细胞吸收和贮存水分，防止皮肤干涩起皱，使面部皮肤显得丰满光泽，增强皮肤弹性和韧性，对延缓衰老和促进儿童生长发育都具有特殊作用。

猪蹄的做法很多，清蒸、红烧、水炖，各有各的味道。大家可根据自己想要达到的效果而选择相应的做法。

如果是想产后增乳，可选做猪蹄通草汤。选猪前蹄 1 只，通草 9克。将猪蹄去毛及蹄甲，断开，与通草同水煮，猪蹄熟后，捞出通草，饮汤食猪蹄。1 日 1 剂，连服 3 ~ 5 天。通草归肺、胃经，清热利水，通乳。和猪蹄同用可补气血，增乳汁，增强猪蹄下乳的功效。

如果是身体虚弱，容颜憔悴，可选做香菇花生炖猪蹄。选猪蹄 1 只，香菇 15 克，带衣花生米 50 克，大枣 20 克。将花生、香菇洗净，再将猪蹄洗净去毛、剃甲，刮净，用刀切断，四味共放锅中，加清水、食盐及其他调料，用火炖，待猪蹄肉熟烂后食用。

如果是想治疗关节疼痛，风寒痹阻，可选薏苡仁 50 克和猪蹄配伍，用于祛风除湿，通络止痛。如果想强身健骨，可配伍一点牛膝，10～20 克即可，可补肝肾，强筋骨，活血通经。

猪蹄有这么多功效，其营养价值堪比熊掌。熊掌身价不菲，作为普通人我们只能望洋兴叹，但是猪蹄价格便宜，营养价值不亚于熊掌，我们怎么能错过这种大自然的恩赐？

第四篇

肺脏疾病的
有情之品调护法

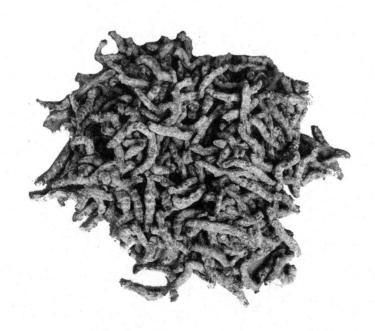

一、补中益气，多食泥鳅

泥鳅不仅吃起来美味，而且还有很好的滋补功效，能够补中益气、除湿退黄、益肾助阳、健脾止泻、疗痔、止虚汗等。

泥鳅大家都不陌生，我们在湖泊、池塘、沟渠和水田底部富有植物碎屑的淤泥中都能见到它的身影，别看它个小，长相普通，生活的环境也不敢恭维，但是它的营养价值极高，被誉为"水中人参"。

它的肉质细嫩，味道极为鲜美，是一种高蛋白、低脂肪食品，我们在很多饭店都能吃到用它做成的美味佳肴。不仅吃起来美味，而且还有很好的滋补功效，能够补中益气、除湿退黄、益肾助阳、健脾止泻、疗痔、止虚汗等。

更重要的是，它的肉质中还含有钙、磷、铁、维生素等人体所需的元素，令人在大饱口福之余，还顺带滋补身体。另外，泥鳅含有一种特有的氨基酸，具有促进精子形成的作用，成年男子常食泥鳅有养肾生精、滋补强身之效，对调节性功能有较好的帮助。

泥鳅为膳食珍馐，特别适宜身体虚弱、脾胃虚寒、营养不良、小儿体虚盗汗者食用；值得一提的是，泥鳅所含的脂肪成分较低，胆固醇很少，并且含有一种可助人体抵抗血管衰老的重要物质。因此，老年人及

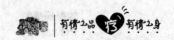

有心血管疾病的患者食用更为适宜。同时，患有阳痿、痔、皮肤疥癣瘙痒之人食用也是上佳的选择。

看到泥鳅有这么多的好处，难道你就没有一种想吃的冲动吗？当然，想吃我们也得讲究方法，再好的东西，做不出来味道，想必大部分人也是吃不下的。下面我就给大家介绍几种以"水中人参"为食材的菜肴的做法。

泥鳅豆腐汤：泥鳅250克（宰杀洗净），豆腐350克，香菜适量，大蒜3~5瓣，麻油30克，葱、味精各2克，精盐3克。豆腐以沸水烫一下，再切成小丁块，葱切细末，蒜头打成蓉或切成特别小的丁，锅放炉火上，加入食油烧至五分热，放入泥鳅两面煎香，加入水煮沸，倒入豆腐丁，再放入上述调味料，再煮上20~30分钟，撒上葱花、香菜，淋上麻油即成。

这个汤的配菜就是豆腐、泥鳅和香菜，将它们配合做出来的泥鳅豆腐汤色香味俱全，肉质鲜滑，豆腐细嫩，具有温中益气、解毒收痔之功效。

泥鳅白萝卜汤：泥鳅3条（宰杀洗净），白萝卜250克，野山椒、生姜少许，盐、胡椒、鸡精各2克。将泥鳅洗净后，把锅烧热，倒油，直接将泥鳅倒入锅中。然后，放入生姜及野山椒，加1500毫升水到锅中，熬40分钟左右，就可以看见汤变成奶黄色，白中透着黄，最后加入食盐、胡椒和鸡精。

白萝卜是一种常见的蔬菜，具有促进消化、增强食欲、加快胃肠蠕动和止咳化痰的作用，可以治疗或辅助治疗多种疾病，本草纲目称之为"蔬中最有利者"，为食疗佳品。这样一来，泥鳅的功效在白萝卜的辅助下，能够达到最大化，更好地被人体吸收。

木瓜煮泥鳅：泥鳅300克，木瓜30克，料酒10毫升，姜5克，大葱 10 克，盐 3 克，鸡精 3 克，胡椒粉 3 克。泥鳅宰杀洗净，将木瓜洗净后切成薄片，葱切成段，将木瓜片、泥鳅、料酒、姜片及葱段一同置于炖锅内，加入 1500 毫升清水，用大火烧沸，再改用文火炖煮 25 分钟，最后加入盐、鸡精、胡椒粉略煮即成。

这个汤以木瓜为配菜，木瓜中含有一种酵素，有利于人体对食物进行消化和吸收，将它与泥鳅放在一起做出来的汤食有舒经活络、祛湿邪的功效，适于风湿疼痛、阳痿、传染性肝炎等患者食用。

生姜泥鳅汤：泥鳅 250 克，生姜 5 克，植物油 10 毫升，盐 3 克，白酒 5 毫升。将泥鳅宰杀洗净切好，下油锅煎至呈金黄色；加入生姜、清水和酒，以慢火蒸煮，至汤呈现奶白色，加入盐、白酒调味即成。

这道汤补虚养身、健脾开胃，家庭里正在成长的儿童，工作劳累的中年人，以及身体虚弱的老年人，都可食用。

在此，要告诉大家的是，在用泥鳅做汤之前，一定要将它们在清水中放养几天，这样能够让它们把体内的脏东西排出体外，更有利于我们的进食和健康。

当然，更重要的是，要记得泥鳅与其他食物的配伍禁忌，主要是泥鳅不宜与狗肉同食，狗血与泥鳅相克，阴虚火盛者忌食；螃蟹与泥鳅相克，功能正好相反，不宜同食。

记得这些，就放心地用泥鳅进行食补吧！好身体吃出来，这句话一点不假！

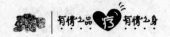

二、身体虚弱经常感冒，每天一包紫黄茶

　　若感觉身体非常虚，经常感冒的话，可以买紫河车10克，黄芪30克。紫河车每天早晚各5克，用水冲服。另外，白天把黄芪用开水泡几分钟，然后当茶喝。

　　我作为一名医生，很骄傲的一点就是有时治好了一个人的病，可能会改变他一生的命运。记得前年夏天，郑州的天气格外热，气温高达38℃，来了一对父女，虽然穿得都不怎么好，但是很干净。那个女孩子半低着头，一副怯生生的样子，一看就是从农村来的。询问中得知，他们是为女孩子来看病的。那位老父亲告诉我，女孩今年25岁了，还没找着对象。原因在于她身体太差，从小身子骨就弱，长大后，身体好了一些，但大病不患，小病却不断，感冒发热时有发生，天气稍微一变化她就咳嗽不停。女儿虽然长得不错，但是十里八村的，没人敢上门提亲。因为农村人找媳妇，身体比长相重要，得下厨能做饭，下地能干活。别人提亲前，在村子里一打听，女儿身体不好，都不愿意处了。村里人有几个爱说闲话的，说她早晚得肺痨。有一次说闲话的时候，正巧她路过那里，跟那几个长舌妇大吵了一架。

　　"大夫，您一定给俺娃看看。在农村像她这么大的，娃都好几个了。她年龄再大一些，就真不好定亲事了。"那位老父亲说起来眼圈红了，真是可怜天下父母心啊。

其实，这个女孩子的病不算是什么大问题，无非是天生的正气虚弱。天地有浩然正气，人体有一身正气，中医学讲"正气存内，邪不可干"，正气就像是一个人的"金钟罩、铁布衫"，抵御外邪，若是正气虚弱，则卫外无能，自然体虚多病。

正所谓"虚人伤风，屡感屡发"就是这个道理。身体虚弱，肌肤体表的一层卫气就会不牢固，就像城门关不严，外贼邪风就很容易乘虚而入。

我给这位女孩开的方子很简单，处方：紫河车 10 克，黄芪 30 克。然后我告诉她，紫河车每天早晚各 5 克，用水冲服。另外，白天把黄芪用开水泡几分钟，然后当茶喝。1 个月后再来看看效果。

1 个月后，此女来复诊，说身体好多了。快过春节的时候，我正在坐门诊，她又来了。我每天门诊上患者太多，已经不记得她了，后来经她提醒我才想起来。我问她现在情况如何，她说身体好了以后就去沿海打工，出去这 4 个多月挣了 1 万多块钱，还在工厂里处了个对象。

我听了连连叫好，说："好运来了，你挡也挡不住啊！"说完我们都笑了。

我这个方子里，紫河车是健康产妇的胎盘，有补肾益精、益气养血之功。用胎盘的先天之精来补先天之虚是最好不过的了。现代药理学研究表明：胎盘有增强机体抵抗力、抗感染等多种功效。当然，紫河车的味道很多人难以接受，如果您接受不了的话，可以把它们打成粉装在胶囊里，每天早晚各服用 5～6 粒；黄芪有补虚固表的作用。一个治本，一个治标，标本兼治，效果当然好了。这个方子里，紫河车的药性比较强，如果服用一段时间后自觉有热，可以停 1 周，然后把药物减半即可。这个方子非常好，我把它起名叫"紫黄茶"。

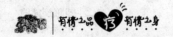

三、有了蛤蚧，就能远离喘咳

症状：气喘、胸闷。

方法：选蛤蚧 1 对，北沙参 20 克，麦门冬 12 克，共研细末。每次 3 克用温水服用，每日 2～3 次。

都说中医医生是"越老越吃香"，为什么呢？我个人的经验就是，越老对中药的感悟就越强。而这种感悟，有时候需要的是经历。比如说，大约 20 年前，我到贵州旅游时，对中药蛤蚧，也就是咱们俗称的大壁虎有了更深的认识。

贵州地处云贵高原，交通十分不便，所以当地盛行一种抬滑竿的职业。那些进山的游客如果自己走不动，就可以花钱坐竹轿子，让当地的轿夫抬他们上山。一次，我爬当地的梵净山，中途休息的时候发现几个抬滑竿的人嘴里含着黑乎乎的东西。起初我以为嚼的是土烟，不过当其中一个人吐出来放在手掌上的时候，我发现那是经过炮制后的大壁虎尾巴。

正常人看一眼壁虎都觉得心里发毛，把它含在嘴里更是让人难以接受。

于是，我向他们请教，问这个东西又不能充饥，含着是干什么用的？其中一个老者回答说，这是他们老一辈流传下来治疗气喘的办法，像他们抬滑竿的都是穷苦人，吃不饱穿不暖，本来就上山费劲，再抬个大活人，久而久之就落下了肺喘的毛病。不过，嘴里含一条大壁虎尾巴，就能巧妙地解决干活时候的气喘问题。

他们说这是老一辈流传下来治疗气喘的办法，嘴里含着这个再干活就不会气喘吁吁。这些是他们本地人口口相传的土方法，登不上大雅之堂，但是很管用。听了这个故事，我就像出门捡了个宝一样，非常高兴，高兴自己这一趟真没白来。

回来之后，我就迫不及待地重新查阅蛤蚧的功效，发现它补肺益肾的效果特别好。李时珍在《本草纲目》中就说："蛤蚧补肺气，定喘止咳，功同人参。"蛤蚧具有补肺益肾，纳气平喘的作用，是治疗多种虚证咳喘的佳品。

从那以后，我在治疗一些顽固性虚喘患者的时候，就主动把蛤蚧放在君药的位置上，每次都能收到很好的效果。

我曾治疗过一位因常年田间劳作而落下虚喘病根的患者，他曾在县城多家医院吃过药，效果都不是很好，整日还是胸闷乏力，喘不上气来。最后，他来省医院找我，我就用蛤蚧为他配药，选蛤蚧1对，北沙参20克，麦门冬12克。共研细末，每次3克用温水服用，每天早晚各1次。一直吃到症状有所减轻时，再改为每日1次。3周后，他再来复诊，说感觉胸口舒畅多了。后来，他又坚持吃了1个多月，症状已经大大缓解。

蛤蚧的功效已经说过了，补肺益肾，纳气平喘，是常用的动物药，在中药店即可买到，常常是雌雄成对出售，所以开药时基本上都是取蛤蚧1对。北沙参善于养阴，肺部虚劳容易伤阴咯血，用北沙参可以及时为肺补充津液；麦门冬有润肺止咳，平喘生津的作用。蛤蚧为君，北沙

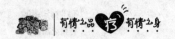
参和麦门冬共同辅佐，增进疗效，在治疗虚喘方面非常巧妙。

俗话说，人不可貌相，你别看大壁虎长得丑，治病的功效却是一流的。国医巨匠、虫类专家朱良春总结蛤蚧有四大功能：一是补肺滋肾；二是定喘止咳；三是益精助阳；四是温壮下元。药店里经常出售的人参蛤蚧精、蛤蚧定喘丸、蛤蚧大补胶囊、蛤蚧党参膏等，都是取自蛤蚧的功效，非常受老百姓欢迎。这些年我在临床上治好了不少顽固性虚喘的患者，这其中的功劳自然非蛤蚧莫属。

四、缓解"老慢支"可用虫草鸭

得了老年慢性支气管炎的话，有个食疗方非常好：取鸭子1只，去其内脏，加黄芪、党参、砂仁各30克，冬虫夏草3克，文火煮烂，食鸭喝汤。夏天每月2只，冬天每月4只，食用时间平均分配。

冬虫夏草是冬季真菌寄生于虫草蛾幼虫体内，到了夏季发育而成。起初，因冬虫夏草身形像蚕，又来自雪山，汉族人把它称为"雪蚕"。到了清代，人们根据雪蚕冬则为虫、夏则为草的形态特征，才将其命名为冬虫夏草。

有句俗语说：冬天是虫，夏天是草，冬虫夏草是个宝。

冬虫夏草原本是藏药的一种，因其能治疗肺部疾病，而广受藏民喜欢，藏语称之为"雅儿札更布"。在古代，冬虫夏草一直是养生延寿的御用药物。皇帝贵胄、王公大臣上了年纪，出现头晕、咳喘的时候，多会选用冬虫夏草，皆因此物有调补人身之大本大元，补肺益肾之功。

我去年冬天举办一场公益讲座，来了很多人，讲座结束后，我给大家义诊。期间一位老先生姓范，以前是位老师，今年74岁。他说，自己有8年的慢性支气管炎病史。因为这个病，他在过去的几年里冬天从不敢外出活动，稍不注意受了凉气就出现咳嗽。老伴一到冬天就非常担心他，生怕他有什么三长两短。

我详细询问了他的情况，告诉他，老年慢性支气管炎这个病重点要补肺益肾。肺主一身之气，我们不是经常说"人活一口气"，这口气跟肺功能的健全与否关系很大。肺气虚弱则肺的气化功能就会减弱，易受风寒之邪，表现为气息无力，经常咳喘。

另外，肺吸进去的气需要有地方储藏，而肾主纳气，是气的根本，只有肾气充盛时，吸入之气才能顺降归纳到肾，如果肾气虚，不能纳气，就会形成气浮在上不能归元的情况，这样就会呼吸无根，动则气喘。

我推荐范老师用冬虫夏草进行食补。冬虫夏草，保肺益肾，治疗老年慢性支气管炎效果不错。具体方法是取鸭子1只，去其内脏，加黄芪、党参、砂仁各30克，冬虫夏草3克，文火煮烂，食鸭喝汤。夏天每月2只，冬天每月4只，食用时间平均分配。

后来范老师吃了1年，感觉自己的老年慢性支气管炎控制得非常好，冬天不咳嗽了，也不喘了。现在没事还能早上起来跟老伴一起去打打太极，做做操。用他自己话说，退休这么多年，自己终于可以享受到"老年乐"了。

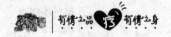

我上面的方子，其实出自一个有趣的历史故事。后来我发现用这个方法，确实效果非常好。据说，女皇武则天晚年体衰多病，咳嗽不止，稍感风寒，便病情加重，尤其冬季，不敢轻易走出寝宫。太医为治疗她的病，什么贵重的药品都用过，但是不见疗效。

御膳房的康厨师，跟随武则天多年，见她不思饮食，身体羸弱，便想方设法把饭菜做得既可口又有营养。他记得，家乡的老人常用冬虫夏草炖鸡滋补身体，便想给武则天做一道试试看。可鸡是发物，有可能引起老病复发，他唯恐对武则天的病不利，于是用鸭子取而代之。

鸭子炖好后，康厨师将其端给武则天品尝。武则天见汤里有黑乎乎的似虫非虫的东西，疑惑不解，认定是康厨师要害她，便吩咐左右把他拘起来，要以谋杀罪论处，武则天念其以往没有过失，没有马上问斩，将其打进了大牢。

御膳房的李厨师，与康厨师是同乡好友，非常同情康厨师的不幸遭遇。他想，只有用冬虫夏草治好武则天的病，才能还康厨师以清白，否则他难逃厄运。

一天，李厨师一边择鸭子身上的毛，一边琢磨，用冬虫夏草炖鸭子，怎样才能既使鸭子有营养，又看不见那黑乎乎的东西呢？他想来想去，终于想出了个好办法。他扒开鸭子的嘴，把几根冬虫夏草塞了进去，之后，将其放进锅里炖。这道菜就叫虫草全鸭。

武则天觉得鸭子做得很好，肉嫩，味鲜，此后每隔两三天便吃一次。1个多月后，武则天的气色好转，不再咳嗽了，宫廷上下都为她的健康高兴。

一天，武则天心情愉悦，邀请一位监察御史吃饭。李厨师端上了虫草全鸭，武则天说："我的身体恢复得很好，得益于这道菜。"监察御史夹起一筷子尝了尝，果然味道好极了！

席间，武则天问监察御史，如何处理康厨师谋杀一案，这时李厨师斗胆抢了几句话说："康厨师的鸭汤里，那黑乎乎的东西，是冬虫夏草。冬虫夏草性温、味甘，具有补肺益肾的功能，主治虚劳、咳嗽、痰血、气喘、腰痛等。康厨师之所以这样做，是为了给皇上补身子……"

李厨师现身说法，把制作虫草全鸭的整个过程之原本向武则天和监察御史做了表述，之后，从鸭子的嘴里取出了黑乎乎的东西。

武则天听了马上吩咐人把康厨师放出了大牢。

这个故事非常生动，同时也说明了冬虫夏草补肺益肾、治疗疾病的效果。

五、得了肺结核，中医药辅助不可少

得了肺结核，在系统治疗的同时，用中医药辅助治疗，效果会好很多。紫河车 4 份，白及 2 份，百部 2 份。烘干、研末，炼蜜为丸，每丸重 10 克，每服 2 丸，每日 3 次。

提起肺结核，很多人会想起鲁迅先生的"血馒头"，用蘸了人血的馒头治病是不符合中医理论的，古代医家也未曾有关于人血治病的论述。这种迷信做法可能是来源于"吃什么补什么"的思想，肺结核俗称痨病，痨病患者缺血，人们便简单地认为吃人血馒头就能补血，这当

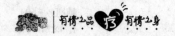

然是一种谬论。

肺结核在古代被称为白色瘟疫，患了肺结核的人面色苍白，身体消瘦，一阵阵撕心裂肺的咳嗽中带着血痰。在抗生素出现以前，不论是在西方还是东方，肺结核都是高悬于人类头顶的一把利剑，是一种不治之症。

1945 年，特效药链霉素的问世使肺结核不再是不治之症。此后，异烟肼（雷米封）、乙胺丁醇等药物的相继合成，更令全球肺结核患者的人数大幅减少。讲到这里，或许你会问，既然西医已经把肺结核彻底解决了，那再谈中医有什么用呢？

有用，当然有用。在 21 世纪的今天，正确运用祖先积累的经验可以很好地治疗肺结核的并发症，让身体康复得更快。

50 多岁的老杨因肺结核在家乡的一家医院接受抗结核药物治疗，在服用药物前期，症状改善明显，但半个月后出现复发，医生担心产生耐药性，采用多种药物交叉杀菌。最后病菌得到控制，但却似乎没有除根儿，患者仍然呼吸困难、痰中带血、阴虚盗汗，医生说需要静养些时日才能完全康复。

出院前老杨找我诊治，希望用中医药作为辅助治疗，以求减少症状。我开出的药方是紫河车 4 份，白及 2 份，百部 2 份。烘干，研末，炼蜜为丸，每丸重 10 克，每服 2 丸，每日 3 次。

中医学认为，久病体衰，正气亏耗为肺痨的内因，食用紫河车可以益气养血，增强机体的抗感染能力；白及止血生肌；百部润肺下气止咳，可治疗肺痨咳嗽之表证。老杨以前经常半夜咳嗽睡不着觉，用药当晚便睡了个囫囵觉。就这样配合中药干预治疗，老杨的身体恢复得很快。

很多不了解中医药的人说，你们中医就会吹牛，古代中医治不了的疾病，今天的中医却都能治疗了。其实这是一种误解，中医药的精髓在于辨证而不是辨病，古代并没有肺结核的病名，但是中医会根据患者表

现的不同证型给予辨证分治，比如舌质红脉细数、痰中带血丝则是肺阴
亏损，脉沉细数、消瘦乏力则是阴虚火旺。在医学水平不发达的古代，
中医药虽没有杀死结核杆菌的办法，但能改善患者的症状，延缓患者的
死亡，这不可不谓是智慧的结晶。

六、蜂蜜调僵蚕粉，治疗轻度哮喘

　　有轻度哮喘的话，可以买僵蚕粉 100 克，把僵蚕粉倒入蜂蜜
中，搅拌均匀，翻炒片刻取出就可以服用了。每日早晚各一次，每
次 3 ~ 4 克。

　　在我们的日常生活中，常遇见有人突然之间就呼吸困难，继而用力
呼吸发出很大的声音，这大多跟哮喘有关。哮喘在发作前先是表现为打
喷嚏、流涕、咳嗽或是胸闷，继而产生窒息的感觉。

　　患有哮喘的患者似乎变成了"玻璃人"，对外界的环境十分敏感，
稍有不慎，空气中的花粉、粉尘接触便能引起哮喘发作。所以，他们出
门必须时刻带着平喘药物。

　　门诊中就有这么一位患者，她大概 65 岁左右，瞧她的身体感觉也
没什么大问题。可是她却对香烟过敏。她告诉我，自己从不敢闻烟味，
最近 1 年表现得特别严重，一闻就咳嗽，然后就感觉空气变得越发稀

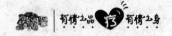

薄，只有用力呼吸才行，就好像是呼吸道被一团棉花给堵住了。

我听了断定她是轻度哮喘。刚好我手里有一个治疗哮喘很好的方子，虽然这个方子不常用，但之前有几个哮喘患者用这个方子后，病情都得到了缓解。我就对她说："你这是哮喘，你回去后去药店买僵蚕粉100克，然后把僵蚕粉倒入蜂蜜中，搅拌均匀，翻炒片刻取出就可以服用了。每日早晚各一次，每次3~4克。"

时隔半年，老太太因头痛找我看病，她说，自从用了我的办法，再没出现过喘不过气的情况。

僵蚕，别名天虫、姜蚕，是一种比较特殊的动物药，临床应用范围很广。现代研究炙僵蚕粉有解痉定喘、化痰止咳的作用，对中、轻度哮喘有较好的缓解作用。

不过，此法并不适用于虚喘和寒喘者，因为僵蚕并没有温补之功，虚喘突出一个"虚"字，虚喘者气短而不续，声低息微。寒喘突出一个"寒"字，寒喘者四肢逆冷。所以大家在具体应用时一定要对证用药。

七、荸荠海蜇煲，一道美味化痰止咳汤

症状：咳嗽、痰多。

方法：取陈海蜇50克（漂洗去盐味），荸荠200克连皮切开，放砂锅内加水一碗煮至约3杯，分次饮服。

得了咳嗽很麻烦，有些人觉得这是小病，治吧，犯不着；不治吧，又咳个不停，有时候白天咳得难受，晚上咳醒。如果您是这样的话，那不妨自己在家治治吧。

我给大家一个方子，治疗咳嗽痰多效果很好，取陈海蜇50克（漂洗去咸味），荸荠200克连皮切开，放砂锅内加水一碗煮至约3杯，分次饮服。这个方子是我行医多年总结出来的好方子，既方便，身体也没有其他不良反应。

咳嗽是人体自身的一种保护性反射动作，通过咳嗽将气管中的分泌物及炎性物质等排出体外，阻止异物进入气管，防止支气管分泌物积聚。若这些分泌物及炎性物质不排出，不仅咳嗽难愈，而且容易堵住呼吸道，造成呼吸不畅。

老张是我的一位老同学，他就经常咳嗽，以前咳嗽他也总能熬过去，可这次他连续咳嗽了1个多月也不见好转，实在是受不了了，这才来找我取药。

我除了开了常规中药外，就给他说了上边介绍的方子，让他回去后多用几次。

几天后，他打电话告诉我，说咳嗽轻多了，喉咙也不痛了。

据《本草纲目》记载，海蜇具有清热解毒、化痰软坚等功效。而荸荠有清心泻火、润肺凉肝、消食化痰、利尿明目的作用。但是它不宜生吃，因为荸荠生长在泥中，外皮和内部都附着较多的细菌和寄生虫，所以一定要洗净煮透后方可食用。

这两味都是清火化痰的高效之品，将它们放在一起煮汤，治疗咳嗽痰多效果自然好。

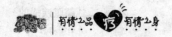

八、珍珠帮您重塑水嫩肌肤

要想拥有水嫩肌肤，可以到中药店买珍珠粉 60 克，然后把珍珠粉倒入制作面膜的容器中，配上适量牛奶混合调匀。可加少量的蜂蜜，使珍珠粉能均匀地涂抹在脸上。

珍珠自古以来一直被人们视作奇珍异宝，人们也毫不吝啬地把"洁白""华丽""圆润"等美丽的词汇用在珍珠身上。不论是古代还是现代，珍珠都是被制作成漂亮的装饰品，用来显示佩戴人的权势、财富或美丽。

其实，很多人不知道珍珠除了用来装饰，还具有很高的药用价值。它是非常珍贵的动物药。珍珠入药在我国已有 2000 年历史，《中华人民共和国药典》及《中药大辞典》均指明：珍珠具有安神定惊、明目去翳、解毒生肌等功效。现代研究还表明珍珠在提高人体免疫力、延缓衰老、祛斑美白、补充钙质等方面都具有独特的作用，特别是延缓衰老、祛斑美白的美容功效，对广大爱美的女性朋友来说是天赐的福音。

在古代，很多皇室宗亲都有服用珍珠粉的习惯，将其发挥到极致的是慈禧太后。慈禧太后很相信珍珠的美容功效，为此，她设立了专门研究珍珠药效的机构，配备御医研制珍珠粉，常常定时定量服用，以维持旺盛的精力和美貌。相传，慈禧五六十岁时，肌肤尚如少女一般。

孙女士是个非常爱面子的人，她说，女人就是为脸活着的。她来找我的时候，说 2 年前自己脸上不知道什么原因，长了黄褐斑，就在右眼角下面，有小半个鸡蛋那么大。就为了这事儿，她没少买化妆品，后来看天天遮着也不是个事儿，就来找我看看。

其实，黄褐斑用珍珠粉敷面来治疗，效果非常不错。

具体制作方法：首先，到中药店买珍珠粉 60 克，然后把珍珠粉倒入制作面膜的容器中，配上适量牛奶混合调匀。另外可加少量的蜂蜜，使珍珠粉能均匀地涂抹在脸上。

用的时候先温水清洗面部，再将调好的珍珠混合物均匀地敷在面部，长斑块的地方可以用手多按摩一会儿，以促进血液循环，促进皮肤对营养物质的吸收。保持 20 分钟之后再用温水洗掉。

孙女士每天晚上临睡前敷一次，不到 1 个月，黄褐斑消失了，周围同事还夸她皮肤变得水嫩了。她感叹，上万块钱的化妆品都比不上几十块钱的珍珠粉啊。现代药理证明，珍珠粉外敷主要可以解决面油和死皮的问题，通过增强超氧化物歧化酶（SOD）的活性来延缓肌肤的衰老，SOD 是人体内的垃圾清道夫。用过珍珠粉之后，皮肤清爽柔滑、白皙可人。

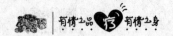

九、面部过敏，试试珍珠粉面膜

　　面部如果出现瘙痒、红疹等过敏性问题，可以试试取珍珠粉 4 克，鸡蛋 1 个（只留鸡蛋清）。把珍珠粉混在鸡蛋清中搅匀，涂在脸上，尽量涂厚一点，保持 15~20 分钟后再清洗掉。

　　小帆白白净净的脸蛋上前几天长出来好几个小痘痘，这些痘痘又红又痒，用手摸着还有刺刺的感觉。"面子"问题大于一切啊，她赶紧买了一瓶祛痘洗面奶。

　　没想到第二天，原本长痘痘的部位成片成片地发炎红肿，就像是古代戏剧中扮演丑角的小花脸，既难看又搞笑。小帆见情况不妙，赶紧请了假，来医院挂了我的号。

　　小帆原原本本地跟我陈述完她的病情以后，我告诉她："你这次出的痘痘不是平常的痘痘，而是由于皮肤过敏引起的。"

　　小帆说："皮肤过敏，不会吧，我的皮肤一直很正常，怎么会出现过敏呢？"

　　我说："造成过敏的原因很多，你可以回想一下，最近是不是接触了什么东西，比如用了以前没用过的化妆品，或者吃过以前没吃过的食物。"

小帆听了我的话，沉思了一会儿说："您这么一说我倒是想起来了，上周我陪好朋友去做面部护理，试用了一种面膜。"

我说："可能是这个化妆品对你的皮肤造成了刺激，引起了皮肤的过激反应。这个时候你再用祛痘产品就会进一步刺激皮肤。"

之后，我让小美先停用了她平常使用的化妆品，然后给她推荐了一个方子——珍珠粉面膜。具体做法：取珍珠粉 4 克，鸡蛋 1 个（只留鸡蛋清）。把珍珠粉混在鸡蛋清中搅匀，涂在脸上，尽量涂厚一点，保持 15～20 分钟后再清洗掉。每天早晚各一次。

珍珠粉有增强免疫力、治疗皮肤过敏的功效，很多婴儿爽身粉都是以珍珠粉为原料，来防治儿童易出的湿疹、痱子、"红屁股"等。另外，涂上（珍珠粉）之后皮肤瘙痒的问题也会好转。

小帆连续涂了 3 天，脸上的痘痘便下去了，而且皮肤比之前还要水嫩许多。确实，珍珠粉除了有治疗过敏的药用价值，还有葆春延衰的美容效果。现在，小帆养成了每天晚上用鸡蛋清与珍珠粉敷面的习惯。

化妆品是保护人体皮肤健康的日常用品，具有清洁皮肤、防治皮肤病、防裂、防晒、增强皮肤营养的作用。但是，每个人的皮肤性质不一样，对化妆品的适应能力也不一样，如果使用了不适合自己皮肤的化妆品，皮肤就可能出现瘙痒、干燥、红肿等过敏反应。这个时候除了要立即停用一切化妆品外，千万不要忘了为自己敷一张珍珠粉面膜，这将对治疗过敏有很好的帮助作用。

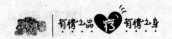
十、珍珠营养霜，让您自然增白

补水或擦润肤乳的时候，倒一点珍珠粉和护肤品调和在一起，均匀地抹在脸上。这样珍珠粉会在面部形成一层保护性的滋润层，能够持续为肌肤提供营养，并隔离外界刺激，自然增白。

刘女士的肤色在女性朋友中属于偏白的一类。但是令她奇怪的是，这种白并不能长久保持，常常是上午肌肤饱含光彩，但到了下午，肤色就开始变得暗淡无光。

其实，造成这种现象的原因主要是肤色受到了外界环境的干扰，特别是像她这种在办公室工作的白领一族，每天面对电脑辐射，肌肤的氧化速度加快，氧化的角质驻留在皮肤表面，无法自然脱落，所以下午的时候原本亮泽圆润的皮肤就会变得黯然失色。

对于这种情况其实很好解决，我让她在日常护肤的时候加入一些珍珠粉，比如早上补水或擦润肤乳的时候，倒一点珍珠粉和护肤品调和在一起，均匀地抹在脸上。这样珍珠粉会在面部形成一层保护性的滋润层，能够持续为肌肤提供营养，并隔离外界刺激，自然增白。

刘女士照这个办法做了之后，皮肤便再没有出现过上午唱"白脸"，下午唱"黑脸"的情况了。同事都夸她的皮肤白嫩如霜，看起来晶莹剔透。

珍珠粉的美白功能在医书上早有记载，《本草纲目》中明确指出："珍珠，除黑黯"。不管是古代还是现代，人们都喜欢拿珍珠来服用或者做面膜。现代药理研究证明，珍珠粉中所含的大量微量元素可以有效遏止过氧化脂的增加，其本身所含有的锰、铜、锌3种微量元素是组成超氧化物歧化酶（SOD）的成分，可促进人体肌肤 SOD 的活性，抑制黑色素的合成，从而保持皮肤白皙，还肌肤一片素净。

许多女性以为肤色都是天生的，其实科学的保养能为您的肤色自然增白不少。许多小姑娘年少时肤色并不是很白，但女大十八变，越长越水灵，就是后期保养改变了黑色素的生成。

中国人普遍以白为美，俗话说"一白遮百丑"。那些在肤色上不自信，想方设法美白养颜的姑娘们不妨用一下我推荐的珍珠营养霜，珍珠粉在药店有售，价格不是很贵，使用起来比动辄几百几千块一瓶的化妆品要实惠很多，最主要的是效果很突出。以前，珍珠粉美白都是皇亲贵戚们才能消受的宝贝，现在随着生产水平的提高，珍珠粉也走下了神坛，进入寻常百姓家，这对女性朋友们是绝好的机会，大家一定要学会利用。

十一、要消除皱纹人不老，可用珍珠茶洗脸

将香蕉剥皮捣烂，然后加入 2 匙奶油、2 匙浓茶水和 0.3 克珍

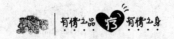
珠粉，调匀后涂抹于面部，10～20分钟后用清水洗净，可消除皱纹，保持肌肤光泽。

女人的美丽，三分是天生，七分靠保养。

说几个古人的驻颜术，比如大汉皇后吕雉喜欢食用银耳，银耳有滋阴的作用，长期服用可以润肤，祛除脸部黄褐斑、雀斑。刘邦统一天下后，虽然吕后坐拥天下各类名贵的滋补品，但她依然最喜欢银耳，每天都以银耳羹为早膳。

又如"回眸一笑百媚生，六宫粉黛无颜色"的四大美女之一杨玉环，她则比较喜欢泡温泉，在泉水里加入各类草本植物、牛奶等，以保持冰肌玉骨。

所以说，古代美人佳丽们各个貌美如花，除了天生丽质之外，还跟她们善用各种养颜术不无关系。

在这里我给大家推荐一个除皱纹的美容方。

皱纹是女人的天敌，很多女性朋友的"青春保卫战"都是先从除皱打响的。因为皱纹是皮肤老化的第一步，是人体功能开始衰退的标志，直接影响面部的容貌，最能引起女性朋友的高度重视。

其实，皱纹中，无论是鱼尾纹、细纹还是眼尾纹，都是因为皮肤表皮层不均一的塌陷引起的。人体皮肤从外到内由表皮层、真皮层、皮下脂肪3层结构组成。其中真皮层包含了胶原蛋白、弹力蛋白和其他纤维，这些物质起到支撑表皮层的作用。但随着年龄增长，真皮层的这些营养物质会供给不足，从而导致表皮层出现塌陷，表现在外部则形成咱们说的皱纹。

一般来说，如果平常不注意保养，女性在28岁以后皮肤皱纹便开始增多。反过来，如果平常注意保养，及时补充真皮层所需的营养物质，皮肤就不会塌陷和生皱纹。

而被人熟知的珍珠粉就可以很好地补充这些物质，珍珠粉水解后可以得到 18 种氨基酸，其中 7 种都是人体必需的，还包括 20 多种微量元素及 B 族维生素，可谓是美容百宝箱。《本草纲目》中记载："珍珠味咸干寒无毒。镇心点目。涂面，令人润泽好颜色。"

我这里说的方子是将香蕉剥皮捣烂，然后加入 2 匙奶油，2 匙浓茶水和 0.3 克珍珠粉，调匀后涂抹于面部，10 ～ 20 分钟后用清水洗净。可消除皱纹，保持肌肤光泽。

除此之外，大家还可以食用一些富含胶原蛋白的食物，比如牛蹄筋、鱼皮、鸡爪等，因为胶原蛋白是人体的一种非常重要的蛋白质，胶原蛋白的缺失，会使皮肤容易出现皱纹。

十二、珍珠粉定妆，美丽一整天

买来珍珠粉后，回家可以再继续研磨一下，直到感觉和滑石粉一样细，就可以作为定妆粉用了，化妆的时候倒适量的珍珠粉，均匀地抹在脸上，等 10 分钟后再用化妆刷将脸上的珍珠粉刷去。这样就可以让妆更加持久，而且使肌肤白嫩，富有质感。

咱们平常说"一日三餐"，但对于上班族女性来讲，比三餐更重要

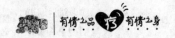

的东西，那就莫过于"一日三妆"了。早晨上班前最重要的事，不是吃早餐，而是化妆。中午过后还要补 1~2 次妆。这主要是因为，早晨涂的定妆液最多能维持一上午，过了中午基本就消耗完了，特别是夏天皮肤油脂分泌多，若不及时补妆脸就花了。

定妆有吸收面部多余油脂、减少面部油光的作用，防止皮肤因为油脂和汗液分泌而引起掉妆。定妆是整套化妆工序的最后一道，起着稳定乾坤的作用，如果最后定妆没定好，那之前做的所有努力就会打水漂。

现在大家所用的定妆粉基本上都是精细的滑石粉，虽然滑石粉很不错，但是维持的时间相对比较短，一些知名的定妆用品虽然效果好，但是又比较贵，让广大女性望而却步。

其实，这时候可以试试用珍珠粉来定妆。到一般中药店都可以买来珍珠粉，价格也不高。买回家后可以再继续研磨一下，直到感觉和滑石粉一样细，就可以作为定妆粉用了，化妆的时候倒适量珍珠粉，均匀地抹在脸上，等 10 分钟后再用化妆刷将脸上的珍珠粉刷去。这样就可以让你的妆更加持久，而且使肌肤白嫩，富有质感。

虽然我不太懂化妆，但作为一名中医医生，我了解珍珠的作用。珍珠吸取水之精华，药性寒凉有收涩之功，可以收敛肌肤毛孔，控制油脂分泌让皮肤干爽清洁，珍珠打粉后其粒径比滑石粉更细，所以散布在面部的面积更大，可以将更多油脂吸附其中。另外，珍珠本身洁白无瑕，是用来定妆的好东西，美者用之，愈增其美，白者用之，愈增其白。很多爱美的女性朋友都担心夏天脸上油光闪闪，大家不妨也试一试用珍珠粉定妆，让你的美丽保持一整天，让你精心打扮的妆容不打折。

十三、珍珠芦荟面膜，全面对抗"老黄脸"

如果脸色不好，发黄、发干、无光泽，可以取 2 匙芦荟汁，2 匙面粉和 1.5 克珍珠粉搅拌成糊状，然后均匀涂于面部、颈部，当开始干燥时，再涂第二层，20 分钟后用清水洗净。

周女士是学酒店管理的，大学毕业后进入一家大酒店就职，经过几年的打拼，目前担任酒店的大堂经理。我们是因为举办学术会议认识的，得知我是医生，就问我抗衰老的问题。

周女士今年正好 30 岁，未婚。她说，现在感觉脸上的皮肤都有些下垂了，皱纹也隐隐显露出来了，真是还没结婚呢，人就先老了。

我告诉她，用珍珠粉就可以抗衰老，人体衰老的重要引发因素是自由基，自由基是身体氧化反应中产生的有害化合物，具有强氧化性，能够损害人体的组织和细胞，进而引起慢性疾病及衰老效应。随着年龄的增长，人体的新陈代谢逐渐减缓，自身抵抗自由基的能力也会随之降低，皮肤就会发生松弛，出现衰老症状。而珍珠粉具有清除自由基的作用，所以用珍珠粉涂面可延缓皮肤衰老。

也可以试试珍珠芦荟面膜来对抗"老黄脸"。先去药店买一些珍珠粉，然后再去化妆品店买一些芦荟汁。取 2 匙芦荟汁，2 匙面粉和 1.5

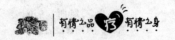

克珍珠粉搅拌成糊状，然后均匀涂于面部、颈部，当开始干燥时，再涂第二层，20 分钟后用清水洗净。用这个办法坚持 1 个月，就会明显感觉皮肤跟往常不一样了。

1 个多月后，周女士给我打电话，说真是管用，比她以前用的名牌化妆品还有效果，脸上的皮肤紧致了很多，小皱纹也都没有了。

其实，周女士脸部的皮肤松弛是真的，皱纹是假的，属于"假皱纹"。就好像是我们医学上有种高血压一样，本来它就比正常值高了一点，这时候抓紧时间治疗，血压就能够恢复正常，如果这时候您不管不问，它就会变成真正的高血压，您就得持续用药了。假皱纹也是这样，您不管它，就变成真皱纹，您就真的老了。

十四、青春要"蜜"不要"痘"

选芦荟叶 1 片，小黄瓜 1 根，捣烂后加入优质蜂蜜 1 勺，调和后涂于青春痘处，一日数次。

小舟是一位在校大学生，本来长得挺标致的一个姑娘，却因为长了一脸的青春痘而长期消极沉闷。

为了和青春痘抗争，小舟想尽了各种办法，敷面膜、吃中药、做美容，她说，大学四年，尽战"痘"了。

小舟找到我时，对改变自己的颜面完全没有信心。

我说："你不妨试一试外涂蜂蜜法。"

具体方法是选芦荟叶 1 片，小黄瓜 1 根，捣烂后加入优质蜂蜜 1 勺，调和后涂于青春痘处，一日数次。

果不其然，小舟把冲服蜂蜜改为外涂后，效果立马便体现出来了。现在小舟的脸上已经找不到青春痘了，而且还谈了一个男朋友，又重新找到了青春甜蜜的滋味。

令无数年轻人头疼的青春痘，在蜂蜜面前竟然毫不费力地解决了。难道蜂蜜有什么神奇的地方吗？蜂蜜是大自然中最完美的营养品，古希腊人把蜂蜜看作是"天赐的礼物"。《本草经疏》上说："石蜜，其气清和，其味纯甘，施之精神气血，虚实寒热，阴阳内外诸病，罔不相宜。"

其实蜂蜜的神奇之处就在于它的中和药性，蜂蜜生则性凉，故能清热；熟则性温，故能补中；甘而和平，故能解毒；柔而濡泽，故能润燥。中药的药性似乎它都具备，中国文化十分推崇"致中和"，正是它这种中和的药性才能很好地调理五脏，使五脏功能恢复平衡。

当然，这个方子里，还少不了芦荟和黄瓜的功效。我先说芦荟，在这里提醒各位爱美的女性，一定要记住芦荟这种上天恩赐的植物，因为它有七大作用：①消炎、抗菌、消肿；②增强皮肤弹性；③保护皮肤黏膜，预防粉刺；④预防雀斑和皱纹；⑤洁净皮肤，抗皮脂溢出，预防化脓性皮肤病；可以快速消除蚊虫叮咬的红肿；⑥润泽皮肤，防止老化；⑦敛汗，除汗。可以说，每一作用都跟女性的脸面相对应啊。黄瓜敷面很多女性都用过，它确实有补水、控油、祛细纹等效果。正因如此，所以这个方子才这么好。

当然，需要提醒一点，买蜂蜜的时候，最好选择大厂家的，要不然

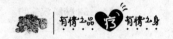

你买的就是"糖蜜"了，含糖量太高就起不到效果了。

十五、孩子发热不退，可用羚羊角

孩子发热了，去药店买羚羊角粉，每次取0.3克，用温水给孩子冲服。

小儿发热是家长最为头痛的问题，但是对于中医医生来说，这就是个"小儿科"。因为有些简单的退热法，很多中医医生都知道，但是家长却不知道。比如用羚羊角粉退热，一味单方即可。

我之所以能成为一个还算有名气的医生，觉得自己得益于一个很好的习惯，那就是平时比较注重跟同行进行交流。中医医生就是这样，喜欢多交流，相互学习。记得多年前，一个儿科医生举办小儿发热的讲座，我就坐在最后一排边听边记笔记。

那位儿科医生说，很多家长一看到孩子发热就着急得不得了，恨不得马上给孩子用退热药，让孩子把热降下来，有些家长还会给孩子用抗生素。这其实是非常不对的。小孩发热其实是身体的一种自我保护机制，发热的时候，说明有外敌入侵身体的免疫系统，这时候大脑就会发出指令，调动身体里的"白细胞大军"过去迎击敌人。也就是说，发热的时候，正是身体自我免疫系统运转能力最强的时候。大家都知道，抗生素是把双刃剑，这时用抗生素，它会把坏的细菌给杀死，同时把身体里好的细菌也杀死。就好像敌人来进犯了，防守一方马上就要把敌人赶走了，突然来了个第三方，说"你们都停手"，结果双方暂时罢兵，孩子看似热退下去了，但是这个第三方一走，双方又会打起来。所以容易造成孩子反复发热。

其实，中医有很多退热的小方法，它的好处就在于不像抗生素那么激烈，同时它是整体调理，是帮助鼓舞人体的正气，也就是说，它更像是来了一只援军，在帮助人体抵抗外侵。所以，这种退热的方法没有不良反应，反而对身体有好处。小儿退热的方法很多，比如用羚羊角粉就可以。

我认真地做了笔记，后来有个朋友家的孩子发热了，他打电话问我怎么办，我告诉他，去药店买羚羊角粉，每次取0.3克，用温水给孩子冲服。朋友的孩子头天晚上服用了一次，过了1小时后，热就退下去了，第二天早晨又冲服了一次，发热就好了。

朋友感慨，以前孩子发热的时候，全家都是乱糟糟的，这一次最省事了，一下子就治好了。

羚羊角是清热镇痉、平肝息风的常用中药，很多中医医生遇到发热的小孩都喜欢开点羚羊角粉，让回家冲水喝，退热的效果很好。一般发热39℃以下的服用羚羊角粉后很快即可见效。不过值得提醒的是，如果超过39℃或服用后不见效，就应该立即就医，千万不要耽误孩子的病情。

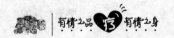

十六、咽喉肿痛，每天两勺蜂蜜醋

咽喉肿痛可以每天喝两勺蜂蜜醋，醋最好选苹果醋，每天上、下午各喝一次。

现在，喉咙发炎、咽喉肿痛的病发率特别高，门诊上，教师、销售员、演员、小学生等可以说是主力军。如果每天超负荷地发音用嗓，或者乱喊乱叫，咽喉部黏膜在强气流的长期冲击下很容易导致充血肿胀，发生炎症，肿痛便在所难免。

黄先生是一所高中的高三数学老师。高考既是考学生也是考老师，黄先生的教学压力非常大，一个人带三个班的课，一天几乎都在滔滔不绝地讲课。一年四季，他的喉咙总是处于嘶哑状态，常常咽口唾沫都感觉像刀子在刺喉咙，疼痛难忍。他真怕长期下去自己喉咙会毁掉。

我告诉他，想要不让自己的喉咙肿痛耽误工作，有一个小方法非常灵验，就是每天喝两勺蜂蜜醋，醋最好选苹果醋，每天上、下午各喝一次。

黄先生听了，决定试一试。一试不要紧，自己立马喜欢上了那种味道，而且效果确实不错，嗓子每天就像是含了润喉片，非常舒服。

他问我其中的缘由。我告诉他，中医学的上火其实就类似于现代医学的发炎。而蜂蜜甘而凉润，集大自然精华而能生津止渴，养阴润肺。

这里加上醋是考虑到醋具有杀菌消炎的作用。咽喉黏膜出血发炎后会成为细菌滋生的温床，而醋具有很好的杀菌作用。我们知道，各种细菌、微生物都有适合生存的 pH。酸性的醋可以改变 pH，pH 改变以后有些细菌就会因此死亡。蜂蜜加醋调后可以增强治疗咽喉肿痛的效果。

咽为胃之关，喉为肺之门，咽喉自古乃兵家必争之地，邪毒易侵之所。《温病条辨》中说"温邪上受，首先犯肺"，咽喉居上，首先感受外邪。喉咙产生病变主要有两类原因，其一是用嗓过度，日久耗伤肺肾之阴，导致虚火上炎，灼伤喉部津液。其二是喜食辛辣煎炒容易上火的食物，导致痰热蕴结。

所以不光是经常用嗓的人喉咙容易上火，爱吃辣椒的朋友也会引起咽喉肿痛，这时便可以按照我教的方法，把蜂蜜和醋调和后含在嘴里慢慢咽下去，很快便能消肿。

十七、鳖甲除骨蒸

得了结核，可以学学光绪皇帝的御用方：取鳖甲 20 克，知母和青蒿各 5 克一起煎服。

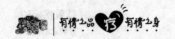

俗话说：千年的王八，万年的龟。在古代由于老鳖和乌龟长寿，所以是吉祥的象征。而老鳖也成为滋补的佳品，受世人推崇。

老鳖全身是宝，不但鳖肉营养价值很高，就连鳖甲也可以入药。中医学认为鳖甲味咸，性寒，具有滋阴清热、潜阳息风的功效，常用于阴虚发热，劳热骨蒸。提起鳖甲治疗劳热骨蒸，我就不得不讲一下光绪皇帝和鳖甲的渊源。

据说，光绪皇帝一日傍晚忽然觉得腰椎中间骨头酸痛，躺在床上腰部犹如放了个蒸炉，让人辗转难眠。宫中太医束手无策，光绪帝斥责道："屡服汤剂，寸效全无，名医伎俩，不过如此。"随诏谕天下，征集贤士以求治病良策。

连太医都不能治的病，谁还敢揭皇榜。不料，一天一个面容丑陋、个子矮小的道士揭了榜，进来皇宫声称能治好光绪帝的病。他给皇帝号脉之后，开出一张药方，只见方子上画了一个鳖甲。

光绪看了大怒，以为道士是在侮辱自己。道士说："圣上息怒，方中鳖甲便是治病的良药。将鳖甲与知母和青蒿一起煎服，连服半月，腰疼便会消失。"

光绪半信半疑，没想1个月之后，病情果然有所好转。原来光绪帝幼年时患过痨病，也就是现在的肺结核，道士推测可能是痨虫未净，转移到腰椎。痨虫侵蚀肺，导致身体出现咳嗽、咯血、潮热、盗汗，而转移到腰椎则会出现骨痨，使骨头出现潮热、酸痛、肿胀的感觉。结核病大多属阴虚范畴，阴虚者自觉热气好像能从骨缝里蒸发出来一样，让人夜不能寐，食不能安。

而鳖甲滋阴清热，在治疗骨蒸方面效果独特。受这个故事的启发，我在治疗因阴虚而导致的骨头酸痛、劳热骨蒸时也常给患者用这个方子。

　　宋先生是一位肺结核患者，经过诊治，疾病得到控制，但阴虚的症状一直清除不掉。每到午后，他就会全身发热，脸颊、手心有潮热感，最痛苦的是骨头，骨头就像是被放在烈火中炙烤一般，别提有多难受了。

　　对于宋先生，我也借鉴了道士的方法：取鳖甲20克，知母和青蒿各5克一起煎服。知母滋肾降火，青蒿清热降火，与鳖甲配伍，其效能互相辅佐，便能更好发挥治病效果。宋先生连服2个疗程，身体骨蒸劳热症状便消失了。

十八、补血益气用阿胶不咳不喘

　　如果您有咳嗽的老毛病，可以到药店买甘草、半夏、杏仁、人参各6克，用水煎后滤去药渣，然后用煎好的药汁来炖化阿胶15克，日服一次，具有补血益气，养阴润肺的疗效。

　　王阿姨是广东潮州人，年轻的时候来到北方，便再没有回去。那时候生活条件艰苦，她一个南方人受不了北方的寒冷，每到冬天就感冒咳嗽，时间长了就落下了咳喘的病根。

　　虽然现在生活条件好了，但她的身体却越来越差，每逢气温骤降就咳嗽，还喘不上来气。几十年来，家人陪她看过不少医生，可怎么都治

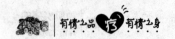

不彻底，疾病就像是江南的梅雨季节，缠绵不绝。后来，在一次讲座中，她认识了我，便请我为她诊断。

经过诊断，我断定她是肺肾两虚的咳喘证型。虚证的病人多是因肺肾两虚造成的，表现为哮喘声低怯，气息短促，身体一看就比较虚弱，脉象无力，动则喘甚。

我当时对王阿姨说："你的病想要去根，就得花大工夫。就像是农民锄草一样，想要锄得干净，就得耗费很长的时间。所以，我给你开一个方子，回去后一定要坚持吃，不要半途而废。"

我给她开的方子是在阿胶的基础上添加了几味止咳平喘、燥湿化痰的草药，具体有半夏、杏仁、甘草和益肺生津、助阳化气的人参。使用的时候，取甘草、半夏、杏仁、人参各 6 克，用水煎后滤去药渣，然后用煎好的药汁来炖化阿胶 15 克（就是把阿胶放入药汁中使其溶化），日服一次，具有补血益气，养阴润肺的疗效。

这位王阿姨对我非常信任，一直按我的药方吃了一年多，中间从不质疑也不抱怨，药吃完了就来找我继续开。最后，终于在第二年明显感受到了身体变化，那年冬天她竟然一次哮喘也没有犯过。

中医学认为肺主气机的升降，若肺虚则升降失常。另外，肺气根于肾，肾气虚衰，可出现肾不纳气，进而加剧哮喘，造成连绵不衰之势。所以，对患有长期哮喘病史的虚性病人一定要从"补血益气"入手，标本兼治才能彻底保障病情不会复发。而阿胶既能补血又能益气，自然是治疗虚性哮喘的首选，长期被哮喘困扰的病人不妨尝试一下这个方子，就算不能治病，也可强身健体，可谓是有益无害。

十九、银耳雪梨阿胶汤缓解秋燥止干咳

　　秋天燥邪当令，很多人会感觉嗓子发干发痒，还会出现干咳，这时候不妨试试银耳雪梨阿胶汤，做法很简单，到药店买一些阿胶、冰糖、雪梨、银耳。先把阿胶砸碎，放到锅里，加点水，大火烧开后换成小火加热至溶化。用水把银耳发好，然后把雪梨去皮去核，切成小丁，一起倒入炖化的阿胶中，最后根据自己的口味加入冰糖即可。每天早晚吃上一小碗。这个方子是个食疗方，不用拘于比例。

　　一年秋天，我办健康讲座的时候，很多人反映，自己嗓子不舒服，发干，总想清嗓子，还有一些人出现反复的干咳，问我有没有什么食疗方。

　　我说，可以试试银耳雪梨阿胶汤。做法很简单，到药店买一些阿胶、冰糖、雪梨、银耳。先把阿胶砸碎，放到锅里，加点水，大火烧开后换成小火加热至溶化。用水把银耳发好，然后把雪梨去皮去核，切成小丁，一起倒入炖化的阿胶中，最后根据自己的口味加入冰糖即可。每天早晚吃上一小碗。这个方子是个食疗方，不用拘于比例。

　　这个方子里，阿胶可以平喘养血，雪梨可以养阴润肺，银耳可以滋

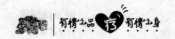

补生津。秋天天气干燥，或者有雾霾的时候，每天早晚喝一碗，效果非常好。

讲座结束后的一两周，有些听讲座的病人找我看病，反映说用了这个方子，嗓子确实舒服多了。

现在空气质量越来越差，秋天天气干燥少雨，还经常会遇见雾霾，很多老年人的嗓子就受不了了，开始出现干咳，严重的还会咳出来血。这个时候喝水已经不起作用了，因为肺气承载了太多净化空气的压力，津液、气血耗伤太过，只能通过滋阴和补血来为肺注入新的活力。这时候就可以用银耳雪梨阿胶汤来缓解。

二十、告别自汗用牡蛎，四季都轻松

症状：自汗。

方法：中医学认为，汗为心之液，汗出多了会伤身体，这时候可以取煅牡蛎、黄芪、浮小麦各15克，生白芍9克，水煎服。

每个人都会出汗，出汗本身是调节体温、散热的一种方式，比如劳动、运动、情绪激动、紧张之后，出汗都是很正常的，因此出汗是一种很正常的表现。这就像是林中的树木，一到秋天树叶就会自己飘落，这是它们为了自己能够更好地抵御冬季寒冷侵袭的方式。

人与人之间是有个体差异的，胖一些的人汗液就会多一些，瘦一些的人出汗就会少一些，这都属于正常范畴。

但是，出汗一定要分清楚是生理性出汗还是病理性出汗，病理性出汗总体概括就是一种自主神经功能失调的表现。中医学认为这种出汗是阴阳失调引起的。

自汗就是病理性出汗的一种情况，所谓自汗就是无缘无故、不自主地出汗，一般在白天并不炎热，也没有运动的情况下也会大汗淋漓。

我见过患有自汗的病人很多，记得有一位是 25 岁左右的女孩，去年冬天的时候来找我看病时她说："我最近老是出汗，坐在家里感觉很冷，但还是出汗不止。就连上街和男朋友拉个手都觉得难受，手心总是湿湿的。"

我听了之后给她号脉发现她属于气虚体质，总是出汗肯定是这个原因引起的，就对她说："我给你开个中药方子，你回去吃吃试试。"

这个方子是：煅牡蛎、黄芪、浮小麦各 15 克，生白芍 9 克，水煎服。方子里的四味药都是常用的中药，一般药店都有卖的。

一周后，她自汗的症状减轻了，这是她来复查时给我说的，我又给她号脉，发现她脉象也比以前好多了，就让她回去接着再吃几服，相信现在她的病应该早就痊愈了。

自汗之病多主虚，有气虚、阳虚之别，主要病机为阴阳失调，肺气虚弱、腠理不固，而致汗液外泄，故常伴有神疲、乏力、气短、畏寒等气虚的症状。所以治疗起来还得是以调解补益肺气、敛阴止汗为主。

牡蛎大家应该都不陌生，它是一种软体动物，身体呈卵圆形，有两面壳，生活在浅海泥沙中，肉味鲜美，红烧清蒸都可。煅牡蛎是对牡蛎壳经过加工而成的一味中药，它有收敛固涩，制酸止痛，重镇安神，软坚散结的功效。

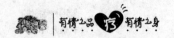

它的药用历史迄今已有两千多年了，主要以补虚为主，常用于体衰日久、言语低弱、脉细无力者，对治疗表虚自汗的效果很好。

黄芪是百姓经常食用的纯天然食材、药材，民间流传着"常喝黄芪汤，防病保健康"的顺口溜，意思是说经常用黄芪煎汤或泡水代茶饮，具有良好的防病保健作用。

浮小麦，顾名思义，就是用水淘洗小麦时，那些漂浮起来的干瘪小麦。它的止汗作用在《本草纲目》中就有记载："益气除热，止自汗盗汗，骨蒸虚热，妇人劳热。"

生白芍敛阴、益气止汗，也是治疗自汗、盗汗的常用药。这四味中药都有治疗自汗的作用，将他们配伍使用，效果更是好得出奇。

总之，人出汗是一件很正常的事，但是如果出汗的方式或汗液的量、色和气味发生改变，就不正常了，一定要引起重视并抓紧时间治疗。上边介绍的方子一定要记好，不要等到用时再去找。

二十一、猪皮入药治咽炎

得了咽炎，猪皮能派上大用场。取猪皮500克，米粉250克，蜂蜜250克。先把猪皮用水洗净，去油后切成小块，加5升水大火煮沸后改小火再煮6~7小时，然后将猪皮捏碎，加入米粉，再加入蜂蜜，搅拌均匀，熄火冷却，置入干净瓶中密封。每次1汤匙，开水冲化温服。每日 2 次，早晚各 1 次。

猪皮是我们小时候的稀罕之物，每年一进腊月，家里杀过年猪，家人总会把猪肉卖了，猪皮自己留着，不但能炼油还能化猪油渣，一块萝卜、几块猪油渣，就可以吃一碗饭。

记得小时候炼猪油时，我总是馋得在灶火屋打转，一片片肥嫩嫩、颤巍巍的肉皮片被母亲放入铁锅，随着铁锅温度逐渐增高，锅中肉片越来越薄，最后被镀上一层金黄色，诱人的荤香迅速弥漫开来。不过，现在已经很少人吃猪油渣了，因为猪皮被纳入不健康的饮食之列。

其实，猪皮被打上不健康的标签，无非是因为高热量和高蛋白。这是一个相对的概念，在物质贫乏的年代大家需要的不正是高热量的食物嘛？抛开这一点不讲，猪皮也是一种很重要的中药材。猪皮药用名为猪肤，食用有滋阴补虚、养血益气之功效。

猪皮治疗慢性咽炎的临床效果不错。记得春节时我回老家看望二舅，饭桌上他谈起了自己的慢性咽炎，说自己每天喉咙跟卡了块石头一样，咳不出、咽不下，堵得胸口都闷得慌。

我对他说："您年纪大了，是因为肺阴亏虚才导致的慢性咽炎，平常多吃点猪皮就行了。"

二舅说："猪皮咱农村多的是，以前都不舍得扔，现在也没人稀罕了，吃那玩意真能治好我的病？"

我说："当然，猪肤利咽喉而消肿痛，清心肺而除烦满，按我的方法吃，保准让您今年过个好年。"

随后，我便把具体食用方法告诉了他：猪皮 500 克，米粉 250 克，蜂蜜 250 克。先把猪皮用水洗净，去油后切成小块，加 5 升水大火煮沸后改小火再煮 6 ~ 7 小时，然后将猪皮捏碎，加入米粉，再加入蜂蜜，

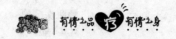

搅拌均匀，熄火冷却，置入干净瓶中密封。每次 1 汤匙，开水冲化温服。每日 2 次，早晚各 1 次。

当天，二舅便找齐材料，我手把手地教他制作了一罐。当即他便挖了一汤匙含在嘴里，我问他什么感觉，他点了点头说："感觉喉咙凉凉的，润润的，比之前感觉好多了。"

我说："您就照这个办法，每天含两次，用不了多长时间便能好。"果真，正月十六的时候我再去看他，他的咽炎已经好了。

这个方法是耳鼻喉专家、全国著名的老中医干祖望教授的经验方，改良于医圣张仲景的《伤寒杂病论》中的猪肤汤。该方适用于慢性咽炎，以咽痛为主症，伴有咽干、干咳无痰、心烦、胸闷且脾胃功能不好，舌质红，少苔或薄黄苔者。

第五篇 肝脏疾病的

有情之品调护法

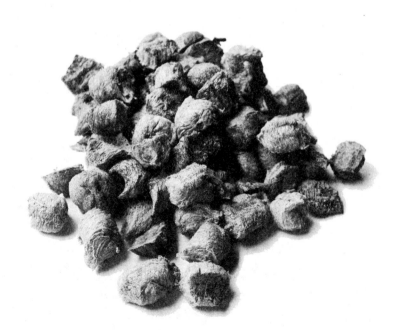

一、鸽子肉补虚，便宜实惠有效果

　　民间称鸽子为"益血动物"，补的作用又相对温和，因此非常
适合老年人、体虚病弱者、手术患者、孕妇及儿童等群体的进补。

　　鸽子肉，中医说它"温补"，温补就是有补的作用，但是比较温
和，所以它的适用人群是老少皆宜。《食疗本草》上记载鸽子肉："味
咸性平、无毒，滋阴壮阳、补肝肾、益气血。"鸽子肉既可滋阴又可助
阳，可谓是深谙中庸之道，非常适合老年人、体虚病弱者、手术患者、
孕妇及儿童等群体的进补。

　　进补时令：鸽子肉四季均可食用，但以春天、夏初时最为肥美，补
益最强。

　　食用提醒：肾功能、肝功能减退的病人不宜大量进食鸽子肉。此
外，心脑血管疾病、动脉硬化、高血脂患者不宜喝鸽子汤。

　　民间有"宁吃天上飞一两，不食地上走半斤"。在以前，飞禽难以
捕捉，难以驯养，所以古代人认为天上飞的比地上走的更具有灵性，吃
起来也更能养人。

　　鸽子肉作为飞禽肉的一种，营养价值很高。现代医学研究证明：鸽

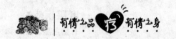

子肉的蛋白质含量在 15% 以上，消化率可达 97%，所含的钙、铁等元素及维生素 A、E 等都比鸡、鸭、鱼等普通肉类含量高。另外，中医学认为鸽子肉具有滋补益气、祛风解毒的功能，对病后体弱、血虚闭经、头晕神疲、记忆衰退有很好的补益功效。

鸽子又称白凤，在古代和乌鸡对等，都是王公贵族们才吃得起的奢侈品。在《红楼梦》中有一段，一群人和刘姥姥打趣，说鸽子蛋一两银子一个。如果按清朝中晚期的货币价值折算，一两银子相当于现在的 200 块钱，并非一般人都吃得起的。不过现在肉鸽的培育、饲养技术比较普及，古代的"昔日王谢堂前燕"也"飞入寻常百姓家"了。

那鸽子肉如何食用才能最大程度发挥它治病养生的功效呢？下面推荐几个比较不错的食补方。

天麻炖鸽子：乳鸽 1 只，天麻 5 克，火腿 10 克，香葱 3 棵，生姜一小块。把宰杀洗净的鸽子、火腿、天麻、高汤、料酒、葱结、姜一同放入碗内，放入蒸锅蒸 1 小时，取出，拣去葱、姜，加入食盐、味精调味即成。

这道菜因为加了入肝经、长于平肝息风的天麻，所以具有养血益肝、息风止痉的作用。身体虚弱者，肝风内动，经常头晕目眩，可以用这道美味来进补。

当归鸽子汤：乳鸽 1 只，当归 20 克，干枣 30 克，姜 3 克，食盐 3 克。乳鸽宰杀洗净，去除内脏及脚爪，滚水中煮 5 分钟取出。再把红枣、生姜、当归洗净，连同乳鸽一同放入锅中，慢火炖 1 小时，最后放入适量调味品即可食用。

民间称鸽子为"益血动物"，贫血的人食用后有助于恢复健康。当归补血调经，治疗血虚诸证和月经不调。鸽子肉配当归非常适合贫血患者、月经不调的妇女或是术后失血患者的康复。

乳鸽配桑椹薏苡仁：鲜桑椹 20～30 颗，薏苡仁 20 克，鸽子 1 只，姜 3 片，水 4 碗。桑椹和薏苡仁洗净，把杀好的鸽子洗干净捞起。煮沸清水，倒入大炖盅，放入所有食料，隔水炖 1 小时，下食盐调味即可品尝。

薏苡仁可治疗痹症之筋脉拘挛、屈伸不利；桑椹可以补肝益肾、养血生津。人长期劳累后容易肢体麻木、浑身酸痛，用桑椹薏苡仁炖鸽汤可以养血舒筋，对缓解负重劳累后四肢麻痹效果相当不错。

除此之外，如果侧重于阴虚，则可以配上百合、花旗参各 10 克；如果阴虚肺燥，经常咳嗽，则可配上沙参、玉竹各 10 克，以起到生津润肺的功用；如果想美容养颜，则可以加入富含纤维素，能减少暗疮、控制油脂分泌的银耳 30 克。

另外，鸽子的其他部分也有意想不到的作用，如鸽肝中含有最佳的胆素，可以防治动脉硬化；鸽血中含有一些具有特殊生理作用的活血因子与凝血因子，对于外伤出血、手术出血、产后出血均有很好的促凝血作用。所以，鸽子在民间素有"一鸽胜九鸡"的美称。

二、猪肤红枣羹，补血又美味

如果经常流鼻血，或者自觉血虚，浑身无力，抵抗力差的话，可以取新鲜猪皮 500 克，红枣（去核）、红皮花生各 150 克，红糖

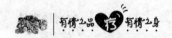

50 克。将新鲜猪皮洗净、去毛、切块，加水适量炖煮成黏稠的羹汤后，加入洗净的红枣、红皮花生煮熟，然后加红糖稍煮片刻即成。空腹时服食 50 ~ 100 克，日服 3 次。

小赵身体有个毛病，特别爱流鼻血。今年她刚大学毕业，每天为找工作忙碌，而且一着急就流鼻血，这让家人非常担心她的身体。经过劝说，小赵终于决定来医院进行全面检查，结果发现血小板计数低于正常范围。血小板具有止血作用。我们平常皮肤划破了，伤口出一会儿血就会自动停止，其实是这些血小板在起作用。如若身体少了它们，那身体就会流血不止。所以血小板低于正常值的话，身体就有可能会无缘无故地出血，比如鼻出血，胃肠道、泌尿生殖道及阴道出血等。

我给小赵推荐的是猪肤汤，这道汤是被誉为医圣的东汉名医张仲景在《伤寒论》中创制的方子，该方有"和血脉，润肌肤"的功效。猪肤就是猪皮，别看猪看起来笨笨的，光知道吃，它可全身都是宝啊。从我小时候一直到 20 世纪 90 年代，家里吃的都是猪油。偶尔改善一下生活，吃的也是猪皮、猪肉等。前阵子我看微信，有一个非常火、被转发了无数次的消息，内容大致是中国人放弃以猪油为食的传统让国人健康每况愈下。看到后我反思了一下，还真是这样。我们还来说猪皮，猪皮味甘性凉，有活血止血、补益精血的作用。

我就是在这个方子的基础上进行了加减，加入补血的红枣和红皮花生。取新鲜猪皮 500 克，红枣（去核）、红皮花生各 150 克，红糖 50克。将新鲜猪皮洗净、去毛、切块，加水适量炖煮成黏稠的羹汤后，加入洗净的红枣、红皮花生煮熟，然后加红糖稍煮片刻即成。空腹时服食 50 ~ 100 克，日服 3 次。

方中猪皮甘凉，含蛋白质、脂肪、角质等，可以滋阴益血，滋润皮肤。红枣味甘性温，能补中益气、养血。现代药理研究表明，花生的花生衣能对抗纤维蛋白的溶解，减轻出血，缩短凝血时间，促进骨髓造血功能，增加血小板含量，改善血小板质量。而红糖的补血功能众所周知。几味药配合在一起，共奏和血润肤、益气补血、养血止血之功效，对血小板减少症也有不错的疗效。

小赵照方食用 1 个月后，就再也没有流过鼻血。为了巩固疗效，我又让小赵连服了 2 个月。之后，猪肤红枣羹便成了小赵家餐桌上的常备菜肴。

三、糖尿病病人如果知道僵蚕就好了

僵蚕息风止痉，对于阴虚燥热引起的消渴（也就是糖尿病）效果非常好。把僵蚕研成粉，每天服用 3 ~ 4 次，对糖尿病的恢复非常有帮助。

近年来，我国糖尿病患者数量逐年增加，换句话说就是受这个病折磨的人越来越多。糖尿病是一种富贵病，有调查显示，我们国家 40 岁以上的人群中，10 个人里面就有一个糖尿病病人，并且发病率还在逐年增加。前阵子有一位病人来找我治疗，他来时直接就对我说："我得了糖尿病，听说中医治疗挺有效果的，您给我开点药吧。"

我当时听了对他说："你怎么知道得了糖尿病,有什么症状? 给我说说。"

他说："我最近一段时间小便很频繁,动不动就渴,还饿,就上网查了一下,感觉自己的很多症状跟糖尿病很像,于是我就去测了空腹血糖,超出正常值很多。"

听了之后,我感觉他说得不错,这正是糖尿病的典型症状。我仔细打量了他一下,个子高高的,但很瘦,脸色发黄,随后又问他:"平时有没有心里发慌的感觉?"他接着说:"有啊,特别是感觉饿的时候,有时眼睛还老是模糊。"

虽然如此,我仍然不愿意轻易就给患者扣上糖尿病的帽子,又让他进行了相关的检查,结果出来后果然提示是糖尿病。

我给他详细地讲了糖尿病的饮食、运动、生活等方面的调理,在给他开了西药的同时,还加了一味中药叫僵蚕,并叮嘱他,每次2克,每日4次。

他坚持服用了1个月,又来复查,尿糖、血糖均有所降低,体重增加,全身有力,精神状况显著好转。

僵蚕,是一味有名的中药,价格不贵,一般的药店都有卖的,它味咸性平,归肝胃肺经,主要功效是息风止痉,祛风止痛,化痰散结。

糖尿病之所以发生,主要因素不外乎先天不足,饮食不节,劳逸失度,外感六淫,内伤七情,最终耗伤肺胃肾之阴,导致阴虚燥热而发为消渴病,其中阴虚为本,燥热为标,两者相互影响,互为因果。

糖尿病患者记住了,僵蚕研成粉后内服,轻度患者每次1克,每日3次,中、重度每次2克,每日3~4次。

得了糖尿病可能会引起身体多个系统的损害,蛋白质、脂肪、水和电解质等一系列代谢紊乱综合征。就像是一间房子,如果一个地方漏了雨，雨水会慢慢地洇湿整个房间。我们在了解发病病因之后，就要发挥自己的主观能动性，消除影响糖尿病发生和发展的各种危险因素。

最后告诉糖尿病患者，在使用僵蚕丸的同时，多注意调畅情志，保持良好的心态。另外，吸烟是禁忌，一定要戒掉！

四、常喝猪肝羹，让眼睛变得更明亮

症状：眼睛干涩昏花，白天看远处的东西不清楚，到了晚上甚至就看不见东西，肢体也有轻微麻木，屈伸不利。

方法：猪肝 125 克，葱白 15 克，鸡蛋 1 个，豉汁适量。然后将猪肝切成薄片，葱白去须根，切成短节，入豉汁中作羹，临熟，将鸡蛋打破，混匀蛋白蛋黄，入汤内成羹，每天食用即可。

肝是人体最重要的器官之一，人离开肝不能存活。有人称肝为人体的"加工厂"，这其实只表达了肝的一部分功能。

从中医学讲，肝开窍在目，一个人的肝如果出现了问题，那势必会影响到眼睛，这两者是息息相关的。所以平时感觉到眼睛不舒服的时候，治疗起来要从肝入手。

李女士是一家私人企业的会计，上周找到我说："我最近眼睛很不舒服，老是干涩昏花，白天看远处的东西不清楚，到了晚上甚至就看不

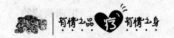

到东西，肢体也有点麻木，屈伸不利，其他也没什么毛病，您给我看看吧。"

我听了之后，给她诊了一下脉，对她说："你这是肝血不足，血不养肝而引起的，没什么大碍，回家自己煮点羹喝喝就行了。"

她听后对我说："不用开点药吃吗?"

看着她半信半疑的样子，我就对她说："你这病主要应该养肝，俗话说'吃什么补什么'，我给你说的这个羹叫作猪肝羹，主要是猪肝，有养肝明目的作用。"

我接着对她说："回家准备猪肝125克，葱白15克，鸡蛋1个，豉汁适量。然后将猪肝切成薄片，葱白去须根，切成短节，入豉汁中作羹，临熟，将鸡蛋打破，混匀蛋白蛋黄，入汤内成羹。这样羹的制作就完成了，单独食用或者跟其他食物一起食用都可以。"

2周后，李女士又来了，对我说："我现在比上周好多了，眼睛也看得清了，身体也有劲儿了。"现在很多人得了病还是只想着吃药，认为只有药才能治他们的病，或者是有了药他们心理上才会得到慰藉。

而事实上，我们应当改变一些观念，吃药有吃药的优势，食疗有食疗的长处；吃药加食疗会相得益彰。在某些情况下，食疗的方法甚至会比吃药的作用更好，像前面我说的这个猪肝羹就是效果很好的一个例子。

猪肝味甘、苦，性温，归肝经，有补肝、明目、养血的功效。现代营养学也发现，猪肝中含有丰富的维生素A，能保护眼睛，维持正常视力，防止眼睛干涩、疲劳。同时，猪肝中铁质丰富，是补血食品中最常用的食物，食用猪肝可调节和改善贫血病人的造血功能。

五、女人常血虚，阿胶冻帮您

女人常血虚，可以经常自己在家做点阿胶冻吃。先去药店买250克的阿胶，回到家后砸碎，然后倒入250毫升的黄酒中浸泡2天，2天之后砸碎的阿胶就会发成海绵状，这个时候再加入冰糖250克，加入清水约100毫升，放在蒸锅里加盖蒸30分钟，然后搅拌均匀放凉，置入冰箱内保存，几小时后就会成冻，食用时用刀切成小块，吃起来也非常方便。

女子以血为本，这是中医学几千年总结出来的至理名言。人虽然都离不开气血，但由于女性在脏器上有一个胞宫，在生理特点上有月经、胎孕、产育和哺乳，一生都在失血和耗血，所以女人们比男性更需要血的滋养。

半年前，远房表姐跟我说她气色不是太好，嘴唇发白，白天疲倦乏力，夜晚多梦失眠，我一看，这是血虚的表现。

作为一名医生，有个道理我非常明白，当你的亲人说她不太舒服的时候，你一定要注意，那一定是很不舒服了。我几乎每次坐门诊都会遇到这样的情况，病人害怕麻烦自己的丈夫、孩子或是其他亲人。

于是，我教表姐夫做一碗补血的阿胶冻。

阿胶冻是以阿胶为原料制成的一种即食果冻，制作过程简单，并且

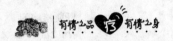

味美可口。

先去药店买 250 克阿胶，回到家后砸碎，然后倒入 250 毫升黄酒中浸泡 2 天，2 天之后砸碎的阿胶就会发成海绵状，这个时候再加入冰糖 250 克，清水约 100 毫升，放在蒸锅里加盖蒸 30 分钟，然后搅拌均匀放凉，置入冰箱内保存，几小时后就会成冻，食用时用刀切成小块，吃起来也非常方便。

很多人不理解什么是爱，其实爱很简单，就是那么一句问候，一碗美食。当她的亲人把一碗色泽金黄、顺滑柔软的阿胶冻端到她面前，她高兴得合不拢嘴，连吃带喝几分钟的工夫便吃了两碗，直夸做得好。在亲情和药物的双重作用下，不出 1 个月表姐的身体便恢复如初。

阿胶是一种传统的补血用药，补而不燥，在补血产品中疗效最好，治疗因血虚引起的各类病症，自古以来便颇得女性欢心。如果把女子比喻成花朵，那血液便是花朵所需的水分，只有水分充足，花朵才会水灵娇艳。

守得一份精血，留住一份青春，血足的女人才会更加健康和年轻，反之则会面色萎黄，衰老得特别快。心疼妻子的男士，爱惜自己的女士，不妨在厨房简单地爱一下，收到的都会是满满的美丽与健康。

六、更年期的好帮手，龙眼阿胶汁

女性更年期的时候，可用龙眼肉、阿胶加上甘甜的白蜜，配制龙眼阿胶汁。

更年期是每个人都要经历的阶段，就像是在天空翱翔的飞机，燃油耗尽的时候终究要降落到陆地上。坐过飞机的朋友都知道，飞机降落的时候或多或少会有些震动，乘客会感觉到不舒服。而女人在经历更年期的时候也会经历一些不舒服，出现失眠多梦，盗汗潮热，烦躁易怒，精力体力下降，记忆力减退等症状。

曾女士是个工作狂，年轻的时候总是加班加点拼命地工作，那些在女人圈子中时常讨论的养生话题，一点也激不起她的兴趣。她以前总认为自己的身体就像是不倒翁，雷打不动，但是没想到停经以后身体状态直线下滑。她本来就是个急性子，看着自己不争气的身体，心情也变得十分烦躁，经常因为一点小事和老公吵架，如今已严重影响到了家庭生活。最终，她不得不向疾病低头，灰溜溜地跑到医院寻求帮助。

我听了她的描述，对她说："你这是更年期综合征，很正常。"

她说："我自己也意识到这是因为更年期，可为什么别人都能适应，而我却反应这么剧烈？"

我说："这就和你的性格有关了，我们常讲女人是水做的，女性天性阴柔，平日里就应该顺应天性，多滋阴补水。水是什么，水就是血，就是津液，血和津液的补充就需要平日的保养。只有体内有足够的燃料，身体才能在更年期实现软着陆。"

她听了说："唉，年轻的时候我从没想过这个问题，一心扑到工作上，现在尝到苦头也晚了。"

我说："病什么时候治都不算晚，关键是自己一定要有治病的意识和信心。我给你说个滋阴补水的方法，只要你坚持就一定有效果。"

我这个补水的方法就是龙眼阿胶汁。我让她买一些龙眼，把果肉剥

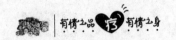

离下来，再去药店买一些阿胶和白蜜。取龙眼肉 30 克，阿胶 10 克。先将龙眼肉用家中的豆浆机搅拌成汁，倒入杯中待用。然后把阿胶入锅上火，熬成液状，再与白蜜一起淋入杯中，注入龙眼汁调匀。鲜香的龙眼加上甘甜的白蜜，令做出来的阿胶汁味道更好。

阿胶是女人滋阴养血的重要补品，龙眼肉肉质极嫩，汁多甜蜜，又具有补益心脾、养血安神的药用价值，非常适合更年期的女性吃。白蜜就是采用传统老式方法饲养蜜蜂采得的蜜，这种蜜浓度高，营养多，清火解毒，养容驻颜。这三类东西，经过加工制作成适合饮用的龙眼阿胶汁，可谓是既补了水，又养了血。

另外，有人买的阿胶用水泡后有腥臭味，这是买到了假货。真正的阿胶，色均质脆，毫无皮臭味。假的阿胶不但不能滋阴，吃多了还上火。所以制作这杯阿胶汁的时候一定要到正规的药店去买正宗的阿胶。

身体就像镜子里的自己，你爱惜它，它自然就会珍惜你。曾女士回家后便开始积极补水，每天喝龙眼阿胶汁，没过多久，更年期的那些烦人的症状就像落荒而逃的败兵一样，一溜烟全跑没影了，大家见了她都夸她最近气色超级好，她听了心里也是越发高兴。

七、怀孕后身体无力，不妨喝几天
阿胶鸡蛋汤

怀孕了感觉身体无力，可以经常喝阿胶鸡蛋汤，做法很简单，取阿胶 10 克，砸碎后加水 1 碗，微波炉炖化。然后打 1 个鸡蛋，调匀后加入胶汁中煮成蛋花，糖调热服。

女士在怀孕期间，家人都希望她能补一补，觉得这样对孩子有好处。而且，现在城市里的女性多从事的是脑力劳动，锻炼较少，因此身体相对来说比较弱。我在门诊时就发现，很多女性在怀孕期间，会出现脸色不好、身体无力等不适。这时候，有些女性会选择胡吃海塞，让自己的身体很快胖起来。这样看似把身体补上去了，实际上对将来顺产非常不利。其实，这时候不妨在早餐时连喝上几天阿胶鸡蛋汤。阿胶鸡蛋汤的做法很简单，取阿胶 10 克，砸碎后加水 1 碗，微波炉炖化。然后打 1 个鸡蛋，调匀后加入胶汁中煮成蛋花，糖调热服。

有位准妈妈，怀孕 6 个多月了，就是感觉浑身无力，头晕，胎动也比较厉害。她非常不安，担心孩子早产，又担心不能顺产，问我怎么办，我就让她每天早餐喝一碗阿胶鸡蛋汤。不足半个月，症状就没了。后来顺利地生下了一个健康的宝宝。

女人怀孕的时候气血损耗最大，因为还得顾及腹中的孩子，因此要多吃一些养血安胎的食物，比如山药、阿胶、乌鸡。阿胶补血的功效已为世人所知，但很少有人知道，鸡蛋也同样具有滋阴润燥、养心安神、养血安胎的作用。李时珍就说："鸡子黄，气味俱厚，故能补形，昔人谓其与阿胶同功。"所以，阿胶鸡蛋汤可作为孕妇们最理想的营养早餐，而且操作简单，随手即来。

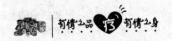
八、子宫出血，胶艾汤来补

胶艾汤是以阿胶和温经止血的艾叶为主制作的汤剂，具体做法是将艾叶9克，当归6克，熟地黄15克，白芍9克，川芎6克，甘草6克，阿胶6克用水煎煮，倒去药渣，加阿胶炖化服用。主治妇女崩漏，功能性子宫出血。

关于阿胶的来历和功效，我先给大家讲一则故事吧。相传很久以前，山东阿城镇上住着一位年轻的夫妻，男的叫田铭，女的叫阿桥，两个人平日里靠贩驴过日子。夫妻两人相敬如宾，不久后阿桥便怀了身孕。但是，阿桥分娩后因气血损耗，身体很虚弱，整日卧病在床。田铭心疼妻子，心想阿桥从没吃过驴肉，不如宰一头驴，让她补补身子吧。于是便叫伙计宰一头小毛驴，对于老百姓来说，一头驴就是家里的劳力，平日谁也没尝过驴肉。

驴肉煮熟后，伙计嘴馋便从锅里捞出来吃，结果越吃越控制不住，不一会儿一锅驴肉就全进他肚子里了。伙计看着锅里没驴肉了，这下着了急，担心主人怪罪。无奈只好把剩下的驴皮切碎了放进锅里，升起大火慢慢熬，企图瞒天过海。煮了足有半天工夫，终于把皮熬化了。伙计把汤从锅里舀出来倒进盆里，汤冷后竟凝固成黏糊糊的胶块。于是伙计便把这驴皮胶送给阿桥吃。阿桥尝了一口，直觉得喷香可口，不一会儿便把一瓦盆儿驴皮胶全吃光了。不日后，奇迹竟然出现了，原先身子一直很虚弱的阿桥突然食欲大增，几天后便气血充沛，脸色红润，有了精神。

事隔数年，那位伙计的妻子分娩后由于家里穷，没有钱买营养品，也气血大衰，身体十分虚弱。伙计想起当年吃驴皮胶那回事儿来，便如法炮制一番，拣一些丢弃的驴皮熬成胶让老婆吃。果然不几日，妻子便气血回升，肌肤红润。

自此用驴皮熬胶在坊间便传开了。有些外地庄户见熬驴皮胶有利可图，也相继熬胶出售。不过奇怪的是只有阿城当地熬出的胶才有疗效，其他地区制作的驴皮胶并没有滋补功能。县太爷带着郎中先生来到阿城实地探测，发现阿城镇水井与其他地方不同，比一般水井深，水味香甜，水的重量也沉重许多。县太爷这才知道驴胶补气补血，除驴皮之外，还赖此得天独厚的井水。

后来县令将驴皮胶进贡给唐太宗李世民。李世民赏给年迈体弱的大臣，大臣吃后都夸此胶是上等补品。李世民大喜，差大将尉迟恭巡视阿城镇。尉迟恭来到阿城，召集匠人将阿城井修葺一新，并在井上盖了一座石亭，并在亭里竖立了石碑。至今，碑上"唐朝钦差大臣尉迟恭至此重修阿井"的字样，仍依稀可见。

阿胶千百年来，一直被列为滋补气血的圣药，在妇科疾病上应用广泛，妇女崩漏、血虚、产后进补等都少不了它的身影。前几日我还为一位女士开了一服胶艾汤。

这位女士的病症是功能失调性子宫出血，月经变频，月经量增大。女子发生"功血"，其本身是虚证，或是脾虚或是肾虚。身体脾虚则统摄无权，不能制约经血，以至妄行。肾虚则封藏失职，血不守舍。这个

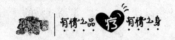

时候就要赶紧重用阿胶养血止血，不然月经继续增多，可能会恶化成崩漏，对女子的身体造成重大影响。

胶艾汤是以阿胶和温经止血的艾叶为主制作的汤剂，将艾叶、当归、熟地黄、白芍、川芎用水煎煮，倒去药渣，加阿胶炖化服用。主治妇女崩漏，功能性子宫出血。这位女士只吃了半个月的药，月经淋沥不绝的状况便消失了，阿胶的功效可见一斑。

九、乳汁不够用，"穿山甲"来帮忙

新妈妈乳汁不够的话，可以取穿山甲（代）6克，在炖汤的时候放进去同煮。产妇要多喝汤水，然后再用点具有下乳作用的穿山甲，就能解决乳汁不够的问题。所以，民间有"穿山甲，王不留，妇人喝了乳长流"的说法。

当妈妈的最怕孩子吃不饱，可怜天下父母心啊。尤其是乳汁不足的新妈妈们，试想一下，当怀里抱着一个嗷嗷待哺的孩子，而作为母亲却没有足够的奶水喂养他，那多令人着急啊。母乳是宝宝的黄金食物，没有任何食物可以与之媲美，而且孩子1岁前是生长发育最快、营养需求最多的时间段，如果这段时间母乳跟不上，那将对孩子今后的生长发育产生不可逆的影响。就像是盖房子地基没夯实一样，将来楼肯定盖不高。

新妈妈钱女士就是这样，女儿 1 个月大了，但是她的乳汁一直都不够用，孩子总吃不饱，虽然有奶粉可以弥补一下，但是她也深知，母乳喂养对孩子的身体最好。

她向我请教的时候我告诉她："你的情况属于乳汁不足，民间不是有句俗语叫'穿山甲、王不留，妇人食了乳长流'嘛，我给你开点穿山甲片，回家后你取 6 克，在家人给你炖汤的时候放进去同煮。产妇要多喝汤汤水水，然后再用点具有下乳作用的穿山甲，就能解决奶水问题。"

不出 3 天，钱女士的奶水就够孩子吃了。

中药穿山甲用的是脊椎动物鲮鲤科动物的鳞片，有活血通经、下乳、消肿排脓的功效。咱们的老祖先聪明得很，穿山甲最擅长钻山打洞，就想那它是不是"通"的效果非常好？然后经过验证，果然如此，它活血、通经、下乳的效果非常好。所以李时珍的《本草纲目》中记载穿山甲："鳞可治恶疮，疯疟、通经下乳。"张锡纯的《医学衷中参西录》说："穿山甲味淡性平，气腥而窜，其走窜之性，无微不至，故能宣通脏腑，贯彻经络，透达关窍，血凝血聚为病，皆能开之，以治疗痈，放胆用之，立见功效。"

动物与人的气血运行是相似的，所以穿山甲身上所具有的可以通经下乳的东西，用在人身上也有效，这就是有情之品所具有的中草药所没有的特色。

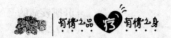

十、乳房胀痛，可能是被宝宝"吹奶"了

喂过奶之后突觉乳房胀痛，可能是"吹奶"了，可以用白丁香50克，捣烂为散，每次用温水服3克。

小周家的宝宝4个月了，前几天她给孩子喂过奶之后突觉乳房胀痛，起初以为是胀奶，还窃喜自己的奶水突然变多了。不过她隔天身体就感觉到了不适，头有些昏沉，且浑身发冷。量了体温，有点发热，想吃西药吧，小周又害怕影响到奶水质量，便想用中医治疗。

我了解情况后对她说："你这个情况属于'吹奶'，不要紧。"

她不解地问，什么是"吹奶"？我告诉她："'吹奶'就是乳痈的前期。"

我有一个治疗"吹奶"的单方，具体方法是用白丁香50克，捣散，每次用温水服3克。此方出自于《简要济众方》，临床效果很好。小周按照我说的，吃了药，第四天奶水便通畅了，乳房也不胀痛了。

白丁香为何物，其实就是麻雀的粪便。麻雀本身可以入药，其粪便也可以入药。白丁香性温，能散寒祛风。《本草纲目》记载："消积除胀，通咽塞口噤，女人乳肿，疮疡中风，风虫牙痛。"

十一、傲人乳房吃出来

每天取等量燕窝和雪蛤膏同炖，坚持吃上一阵子，就可以让全身气血充盈，乳房也自然傲然挺立。

女性之美在于何处？莫言有本小说以"丰乳肥臀"为题来赞颂女性的伟大。确实，饱满健美的乳房象征着生命的源泉，是人类在母系社会形成的对女性美丽最原始的理解。在我国有些地方至今还流行着女子出嫁要赠送礼馍的习俗，这礼馍就是白馒头上点胭脂红，其外形正是乳房的形状。可见古人对女性乳房的赞美与痴迷。

在现代，丰满圆润的乳房也是最吸引男性的部位之一，拥有"傲人双峰"也成为众多女性梦寐以求的事情。正因为如此，隆胸、丰胸手术成为21世纪最受欢迎的整形业务之一。

现代医学认为，乳房的外形可以用手术刀修修补补。但中医学认为，乳房的发育依赖于人整体的气血，只要全身气血充足，营养吸收充分，乳房就会发育良好。换句话说就是傲人乳房是可以吃出来的。

刘女士生过孩子后乳房松弛下垂，为此她一直心有不甘。爱美是女人的天性，为了提升乳房之美，她决定去整形医院做矫正手术。住院前由于紧张，她先打电话向我咨询手术的风险度。

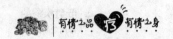

　　我知道后告诉她，乳房是身体的一部分，脑垂体促性腺激素、泌乳素的分泌，肾上腺素和甲状腺激素的分泌，卵巢的发育等都对乳房产生着影响，只有健康的身体才能拥有健康的乳房。整形手术只矫正了乳房的形，却改变不了内在的东西，所以几年以后乳房还是免不了出现相同的问题。

　　我问她手术费用多少钱，她回答说大概有八九万吧。我说，你把这些钱换成燕窝、雪蛤膏，每天取等量燕窝和雪蛤膏同炖，坚持吃上一阵子，乳房自然有变化，何必去做什么手术。她听得半信半疑，但还是决定一试。连吃了3个月后，乳房果然变得比以前更坚挺饱满了。

　　燕窝的营养价值我就不多说了，是妇孺皆知的名贵补品。常吃燕窝可以增强免疫功能，有延缓人体衰老、延年益寿的功效。雪蛤膏出自中国林蛙长白山亚种体内的脂肪。长白山的林蛙据说冬天潜入雪地或冰川河底冬眠长达5个月之久，有特别顽强的生命力，所以被认为有其他林蛙所不具有的神奇之处。经现代科学分析测定，雪蛤全身是宝，除了大部分营养品普遍含有的蛋白质、矿物质外，它还含有有益于人体的天然激素睾酮、雌二醇、孕酮等。中医学认为，乳房发育和肾气关系很大，雪蛤和燕窝两个一南一北相得益彰，可谓是丰胸美颜的佳品。

十二、一杯醋调茶，品走乳腺炎

　　得了乳腺炎的时候，可以用生僵蚕25克，研成细末，用陈醋调匀，涂发炎部位及其周围，一日数次，症状就会很快缓解了。另取金银花、蒲公英各100克，每天取适量用开水泡一下代茶饮。

对于女人而言，乳房的健康和美观，直接影响到女性整体的大方气质，然而很多女性却存在着或多或少的乳房问题，其中乳腺炎就是一种常见的疾病。如何养护乳房，预防各种乳房疾病已成为女性必须面对的问题之一。

有一位病人，她是一家银行的职员，刚生完宝宝2个月就去上班了，现在孩子5个月大。由于工作条件有限，工作环境也不是很好，她的业务又很繁忙，还要加班加点，最终把身体累垮了，直到有一次，她无意间发现自己的乳房中有硬块，按起来有点痛，到医院一检查，发现是急性乳腺炎，由于是熟识，她就打电话问我有没有什么办法。

我手里正好有一个药方效果不错，已治愈多例这种病，于是就编成短信发给她：生僵蚕25克，研成细末，用陈醋调匀，涂发炎部位及其周围，一日数次止。另取金银花、蒲公英各100克，每天取适量，用开水泡一下代茶饮。

1周后她的乳腺炎就好了。

中医学上称急性乳腺炎为"乳痈"，这种病的发生大多数情况下是因为肝气不舒、胃中积热引起的肝胃不和。乳头属足厥阴肝经，肝性条达，主疏泄，调节乳汁分泌；乳房属足阳明胃经；乳汁为气血所化，源出于胃，实为水谷之精华。如果肝之气不舒畅，厥阴之气就会停止不行，加之肝气郁结和阳明之热结合在一起，最终导致经络阻塞，气血瘀滞，进而引发乳痈。

另外，如果乳头破裂，毒邪外袭而导致经络不通，乳汁瘀积，乳头阻塞，然而瘀则低热，最终发为乳痈，也就是急性乳腺炎，所以，哺乳

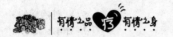

期的妈妈们一定要做好防范。

生僵蚕是一味常用的中药，是家蚕感染白僵病而致死的干燥体，它能够祛风解痉，化痰散结，对有形肿块治疗效果很好。金银花和蒲公英是我们大家都熟悉的清热解毒的良药。将这几种配合使用，既能够疏肝活络，又能清热解毒，最终达到治疗急性乳腺炎的作用。

总的来说，急性乳腺炎多由肝经气滞，腑脏之热相互郁结，致使经络阻塞而发生，所以只要对症下药，药到病自除。用上面的方法再好不过了。

最后我告诉她，在平时母乳喂养宝宝时，一定要注意每次喂的时间不要过长，最好不要超过 5 分钟，如果时间过长，可能引起乳头发炎，最终引发乳腺炎。

十三、红枣猪油蜂蜜膏，治疗乳头皲裂效果好

新妈妈在哺乳期的时候，很容易出现乳头皲裂，这时候可以准备红枣 100 克，猪油 50 克，蜂蜜 50 克。先将红枣洗净去核，以适量清水煮沸 1 小时，装纱袋内挤压，去渣取汁，再将枣汁熬稠，入猪油和蜂蜜，以小火熬炼并不停搅动，防止焦化，除泡后外涂皲裂的地方。

哺乳期是每位孕育女性都要经历的一个时期，一般是指产后产妇用自己的乳汁喂养婴儿的时期，就是开始哺乳到停止哺乳的这段时间，一般为 10 ~ 12 个月。

在这个时期，母亲的身体是很脆弱的，会出现很多疾病，最常见的就是乳头皲裂，轻者仅乳头表面出现裂口，甚者局部渗液渗血，日久不愈反复发作易形成小溃疡，处理不当又极易引起乳痈。特别是哺乳时往往有撕心裂肺的疼痛感觉，令患者坐卧不安，极为痛苦。发生这种情况的主要原因可能是孩子在吸乳时咬伤乳头，或是其他损伤。

我朋友的妻子小刘刚生完孩子就患上了这种病，来时对我说："每次孩子吃奶的时候都痛得钻心，还想着是孩子用力大了，过两天自己就会好了，谁知都 20 多天了，这还一直没好。"

我听后对她说："一旦发生皲裂，加上孩子天天吃奶对它的摩擦，如果放任不理，只会越来越严重。"

她着急地说："那怎么办啊，不能因为这给孩子断奶吧？那孩子不就营养跟不上了吗？"

我对她说："回去后准备红枣 100 克，猪油 50 克，蜂蜜 50 克。先将红枣洗净去核，以适量清水煮沸 1 小时，装纱袋内挤压，去渣取汁，再将枣汁熬稠，放入猪油和蜂蜜，以小火熬炼并不停搅动，防止焦化，除泡后外涂用。"

两天后，上班时碰见了她，就打招呼问她："怎么样，现在没事了吧？"她说："好了，轻松多了。"

如果哺乳期的妈妈患了乳头皲裂要及时治疗，否则病情恶化，孩子吮吸的就不只是乳汁了，还有可能夹杂着脓水。

中医学认为，妈妈生气时或刚生完气就喂奶，会让宝宝吸入带有毒素的乳汁，轻者生疮，重者生病。生气对孩子有这么大的危害，那如果

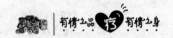
让孩子吸入脓水的后果可想而知。

很多在哺乳期内的妈妈，都会担心自己不小心吃了对宝宝身体不好的食物，通过乳汁传给宝宝。当然对于这个外涂药，大家肯定也同样带有这样的疑问：这些东西涂在乳头上，而孩子吃奶的时候刚好直接接触，甚至吸进体内，这样没有危害吗？

这个方法所用的材料有红枣、猪油和蜂蜜，红枣可以滋润皮肤，还可以补血，对孩子非常好，有些妈妈就经常给孩子喝红枣汁。

蜂蜜对孩子也是有很大好处的，因为蜂蜜具有润肺补中、润燥滑肠、清热解毒的功效，对孩子有良好的通便作用。而猪油具有一定的营养价值，对孩子也没坏处。

患有乳头皲裂的妈妈可以用一下上面所说的方法，这是我经常用的一个治疗该病的偏方，它不仅效果好，而且不耽误正常的母乳喂养，对孩子也没什么危害。

十四、滋阴凉血，常吃鳖肉

鳖肉具有鸡、鹿、牛、羊、猪5种肉的美味，故素有"美食五味肉"的美称。据《本草纲目》记载，鳖肉有滋阴补肾，清热消瘀，健脾健胃等多种功效，可治虚劳盗汗，阴虚阳亢，腰酸腿痛，久病泄泻，小儿惊痫，妇女闭经、难产等症。

鳖肉性凉，味甘，功用滋阴凉血，主要是大补阴之不足，可治疗肝肾阴虚引起的头晕眼花，腰膝酸软，遗精，脾虚气陷，脱肛，身倦乏力，月经量多色淡，淋沥不尽等症状效果不错。甲鱼肉味鲜美，每百克肉含蛋白质 16.5 克，脂肪 1 克和钙、磷、铁等，营养价值很高，是滋补珍品。

进补时令：秋季养阴，鳖肉适合在秋季进补。冬季的鳖肉较肥，也适合进补。

食用提醒：鳖肉主要功能是滋阴，所以久病体虚、阳虚性冷淡、胃肠功能虚弱、食欲不振者均应慎用。患有肠胃炎、胃溃疡、胆囊炎等消化系统疾病者应忌食。

北方人进食以羊为鲜，南方人进食以鳖为美。相传五代时，一位名叫谦光的人，精于饮食。平时，他酒肉不忌，曾说过这样一句话："但愿鹅生四掌，鳖留两裙。"对鳖肉倾慕的人不止谦光一个，《江邻几杂志》载游客去山中投宿，当地人为其备佳肴，但鳖甲端上来的时候大家都惊讶没有鳖裙，原来做饭的人利用职务之便把鳖裙偷吃了。可见，鳖肉的鲜美是如何让人难耐。

国人喜欢食鳖，主要是因为它是补虚疗疾的佳品。中医学认为，鳖肉味甘性平，它能滋阴、补虚、调中。对于手术、化（放）疗后处于康复期的肿瘤患者，身体较虚弱的，适当进补鳖肉有一定辅助治疗作用。那鳖肉有哪些进补方呢？

甲鱼枸杞百合汤：甲鱼 500 克，莲子 60 克，芡实 60 克，枸杞子 20 克，百合 30 克，米酒 15 毫升，食盐、味精、香菜各适量。先将莲子、芡实、枸杞子、百合洗净，甲鱼生宰，去肠杂洗净，切成小块。将上述原料共入锅中，加清水，大火煮沸，加入米酒和盐，改小火煮约 3 小时，至鳖肉熟烂，调入味精、香菜即可。

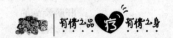

此食疗方主用于补脾益肾、滋阴祛湿，对于肾阴虚导致的遗精滑精、阳强易举、早泄等有改善效果。

鳖肉滋阴汤：鳖肉800克，生地黄25克，知母、百部各10克，地骨皮15克，料酒、食盐、白糖、葱段、姜片各适量。老鳖揭去背壳，将鳖斩成块，放入清水锅中，烧开后捞出洗净。锅中放鳖肉，加入清水，放入料酒、食盐、白糖、葱、姜，用旺火烧沸后，改用文火炖至六成熟时，加入装有百部、地骨皮、生地黄、知母（均洗净）的纱布袋，继续炖至鳖肉熟烂。

此方鳖肉具有大补肝肾之阴、潜敛浮阳的功效，并配以滋阴清热、凉血润燥、下气止咳的生地黄、知母、百部、地骨皮，共组成滋补强壮的菜肴。五心烦热、半夜盗汗、骨蒸潮热的阴虚者，像肺结核病人，都可以用鳖肉滋阴汤进行食疗。

当然，对于鳖甲的做法，仁者见仁，智者见智，但我希望大家在烹饪的过程中以清炖为主。再者鳖重在"补阴"，味滋腻，非阴虚患者或脾胃较弱，消化功能不好的人，则不宜多食，补而不当很可能引起其他病症。

十五、眼底出血，记得常喝猪肝粥

有视网膜出血的时候，可以取猪肝50克，荠菜200克，大米

100 克，将它们放在一块儿煮粥，经常食用。

王大爷今年 78 岁了，跟我住得很近，3 个月前刚做了白内障手术，手术 1 个月后来找到我说："听说你经验丰富，你给我看看我这眼是怎么了？"

我忙问是什么情况，他说："刚做完白内障手术时，眼睛看得很清，可前几天又看不清了，眼前雾蒙蒙的一片，眼科的医生给我说这是正常的眼底出血引起的，还说做这个手术对我们年龄大的人来说就是有可能出现眼底出血，我想着是不是骗我。"

我听了笑了笑说："王大爷，人家医生说的没错啊，不是骗你的，这个手术根据个人体质的不同，会出现不同程度的眼底出血，然后就会出现你说的眼前雾蒙蒙的感觉。"

王大爷听了后很难过，问我说："那就没有办法治疗了吗？就只能这样眼前罩着一层雾吗？"

眼底出血又叫视网膜出血，这种病很不好治疗，因为它发病于眼底，而眼又是一个人身体最脆弱的一个部位。

我对王大爷说："不要着急，没事的，这个病虽然不好治，但我还是有办法的。我一会儿给你写一个食疗方，是一种粥，叫猪肝粥，你回去喝一段时间就会缓解的。"

他听了忙道："好好好，你给我写吧，我回去让老伴给我做。"

我给他写了猪肝粥的做法：猪肝 50 克，荠菜 200 克，大米 100 克，将它们放在一块儿煮粥，即食。

半个月后，王大爷和他老伴一块儿来了，我让王大爷坐下，他对我说："你说的这个粥不错啊，不仅治了我的病，还挺好喝的。"说着便笑起来了。

我问他现在眼睛感觉怎么样？他说："虽然看得还不是太清楚，还

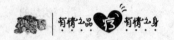

有一些像蚊子一样的黑影，但是比以前强多了。"在王大爷临走时，我对他说："回去接着喝，对你的眼只有好处，没有坏处啊。"他回头笑着点了点头。

中医学说：气温则血活，气寒则血凝。如果肝气不足就会导致血行受阻，就会引起眼底病变，瘀血阻挡视线，眼前常常会出现浮云飘移，像随风飘扬的旗帜，或者出现黑茫茫的一片，反复发作。治疗视网膜出血，还得从肝着手。肝开窍在目，说明肝与眼睛是相互联系的，肝健康与否，决定着眼睛的好坏。

猪肝是猪体内储存养料和解毒的重要器官，含有丰富的营养物质，具有营养保健功能，是最理想的补血佳品，同时也是明目的上好食材。一个人的肝若强健，他的双眼也不会有什么大问题，更不会眼底出血。而猪肝能够滋养人的肝，进而起到护理眼部的作用。用适量的猪肝，配上荠菜、大米煮出来的猪肝粥，不仅是美味佳肴，而且是养肝明目的上品。

眼底不好的人，特别是视网膜出血者，可以试一下这个猪肝粥，在您品食美味之余，您的眼底也在不知不觉中得到养护。

十六、米醋炒五灵脂，治疗儿枕痛效果好

新妈妈出现儿枕痛的时候，可以把五灵脂放入锅内加热，边炒边加米醋拌匀，待嗅到药味后，取出研细末。每次服 6 克，每天 3 次。

相传古时候，有一种叫寒咕虫子的鸟。这种鸟很奇怪，一到冬天天冷的时候，身上的羽毛就会脱光，天气越来越冷，寒咕虫子鸟只好钻在窝里不能出来，也没有食物可吃，就吃自己拉下的粪，吃了拉，拉了吃，如此循环下去，用粪保住了性命。当地百姓掏此粪给受寒气侵袭而肚子剧痛的人吃，一吃便好，简直是灵丹妙药，于是人们便给此鸟的粪起名为"五灵脂"。

为什么取此名呢？"灵脂"与"凝脂"二字谐音，李时珍释其名曰："其粪名五灵脂者，谓状如凝脂而受五行之气也"。意思是说它的形状像凝脂，能够调和五行之气。

五灵脂虽好，但它的鸟窝经常在悬崖峭壁的石缝中，古时采药者须胆儿大，用很粗很长的绳子一头拴铁钩，一头绑在人身上，用铁钩钩住山壁岩石，然后人吊在绳子上攀着大绳下去寻鸟窝掏粪。有时石缝狭小，还得用铁铲凿，极其危险，一不小心掉下去，摔不死也得致残，所以五灵脂药价极高，十分稀有。

具体来说，五灵脂甘温，无毒，入肝经，具有疏通血脉，散瘀止痛的功效，是妇科要药，可用于瘀血内阻、血不归经之出血，如妇女崩漏经多，色紫多块，少腹刺痛。五灵脂既可单味炒研末，温酒送服，又可与其他药物配合使用。

上个月，我一位朋友的老婆生了个小千金，上星期打电话给我说："我老婆肚子痛得厉害，不知道是怎么回事，这也不方便过去，要不你过来看看吧。"我欣然应下。

到了他家后，我看到他老婆的腹部稍微有肿胀，按了按她的腹部，摸到里边有肿块，同时她说很痛，这定是刚生完孩子产生的血虚血瘀引起的，病名叫儿枕痛。

我把朋友叫过来说："没什么大事，你去药店买五灵脂30克，置锅

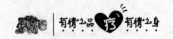

内加热，边炒边加米醋拌匀，待嗅到药味后，取出研细末。每次服6克，用米醋送下，每日3次，服用两天看看。"

两天后，我打电话给朋友，问问弟妹的情况，他说："按你说的做了，昨天肚子就不痛了，现在精神也好了，肚子的肿块儿也下去了。"

儿枕痛又名儿枕、儿枕不安、产枕痛、产后儿枕腹痛等，多因产后恶露未尽，或风寒乘虚侵袭胞脉，瘀血内停所致。恶露未尽者，症见小腹硬痛拒按，或可摸到硬块，兼见恶露不下或不畅，治宜活血去瘀。

五灵脂不仅是活血化瘀的灵药，而且它还有止痛的效果。米醋是大家再熟悉不过的东西。"柴米油盐酱醋茶"，家家都少不了它。它能开胃散瘀。

我上面给朋友说的方法，古人经常用来治疗儿枕痛。这种方法不仅简单方便，最重要的是它效果好，见效快，一般服用一日疼痛就会减轻，两日后，病基本就痊愈了。

十七、产后缺乳娘担忧，汤中加味紫河车

女儿的同学生了一位千金，到了第五天出院回家了，还没见下奶。她就通过我女儿请教我。

乳汁是婴儿来到这个世界上摄取能量的重要物质，一般女子产后2天以内便可下奶，而且产后头七天的奶对提高宝宝免疫能力有重要作

用。如果产妇在产后的第五天仍不见奶水，这肯定是属于中医上的产后
缺乳。

中医认为，乳汁来源于人体脏腑气血，《傅青主女科》上说："夫
乳乃气血之所化而成也，无血固不能生乳汁，无气亦不能生乳汁。"既
然是气血虚弱，吃一些进补的食物就可以了。我当时想到了紫河车。

我让朋友到药店买紫河车 20 克，用猪蹄熬的汤送服，每次 5 克，
每日 2 次。

第二天，女儿便跟我说："爸爸，你这个方子真灵，同学的奶水已
经下来了。"胎盘在中药上叫紫河车，是跟人关系最近的有情药物。自
古以来胎盘就被视为滋补上品，它能从根本上医治和调节人体各器官的
生理功能，激活人体内的抗衰老细胞及细胞再生功能。你想想，胎盘当
初是为胎儿进行营养、呼吸和排泄的器官，可谓是集母亲的精华于一
体。父精母血，相合而成，其滋补之功显然非其他金石草木之类可比。

十八、让月经真正成为女人的好朋友

有人把月经比作女人的"好朋友"，但是对于很多女性来讲，月经
却成了她们一生中最长的痛。很多女孩子会反映，月经没有规律，不是
少就是多，来月经的时候会非常痛，手足冰凉，穿再多都感觉冷……其
实，这些问题只要适当调理一下，就会缓解。

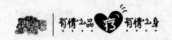

海参阿胶，专治月经不调

如果女性有月经不调的话，可以取海参 10 克，阿胶 6 克，米汤适量。先把海参烘干，研成细末，再把阿胶用半杯水冲化，炖至糊状，加入海参末调匀，空腹时以米汤冲服，每日 2～3 次。

月经是女性健康的"风向标"。张女士在看门诊时向我反映，她月经不调，具体是月经量少，色泽很淡，月经时间滞后。我问她身体有没有其他不适，她回答说有时候会伴有头晕眼花、腰膝酸软。

我听了，断定她这是由于肾虚、血虚造成的月经不调。

中医认为"经水出诸肾"，意思是女子的月经由肾掌管着。很多人认为，肾是男人的根本，其实对女子也同样重要。俗话说女人是水做的，女子以阴柔为特点，而肾被称为"水脏"，两者在五行上的属性是共通的。所以，月经周期不规则多半可通过调理冲任与肾气来治疗。另外，月经量和血有关，女子血虚自然会造成月经量少，所以治疗月经不调的另一个突破口就是补血，血气旺盛，精力就足了，月经在量和色上就会回归正常。

对于张女士这种情况，我推荐她一个兼顾补肾和补血的治疗方法。吃海参和阿胶，具体用法是用海参 10 克（差不多就是一只的重量），阿胶 6 克，米汤适量。先把海参烘干，研成细末，再把阿胶用半杯水冲化，炖至糊状，加入海参末调匀，空腹时以米汤冲服，每日 2～3 次。

海参中含有丰富的精氨酸、赖氨酸、牛磺酸、钙、磷、碘、铁、锌，这些是人体发育成长的重要物质，可以直接参与女性的内分泌调节。阿胶则是传统的滋补上品、补血圣药，味甘平，入肺、肝、肾经，具有补血止血、滋阴润燥等功效。

这两味药不单是有情中药，同样是常见的食材，药店、超市都有出售，长期服用可补血养血、美白养颜，对调理女性月经非常有帮助。

没过多久，张女士便打来电话说月经已经正常了。之后一次见她，发现她的皮肤比以前润泽了不少，她说是吃我那副方子吃的。我告诉她，那个方子没有不良反应，可以经常吃，就当是自己的贴心小棉袄，感觉自己状态不佳的时候就拿出来补补，比平常吃一些乱七八糟的保健品强多了。

睡前一杯蜂蜜牛奶，痛经者少烦恼

月经到来之前，每晚临睡时喝一杯加蜂蜜的热牛奶，可以很好地缓解痛经。

女性痛经发生的时候，下腹呈痉挛性疼痛，可放射至腰骶部、大腿内侧及肛门周围，还可伴有恶心呕吐的症状，非常难受。有些女性经常性痛经，以至于对月经都产生了恐惧心理，严重影响了工作和学习。

因为痛经的常见性，很多朋友认为痛经是月经期理所当然的现象。现在，我告诉大家这个观点是错误的。中医学认为，"不通则痛""不荣则痛"，痛经的产生是来源于自身体质的病变，平日里过食寒凉，寒湿凝滞胞宫，导致气血运行不畅，导致痛经。

所以有经验的人，在痛经发生的时候，敷一个暖水袋，喝一碗红糖水，痛经反应就会有所收敛。不过，要想避免痛经折磨，我这里还有一个更好的办法。

上周我治疗过一位女学生，她今年上高三，在面临考学压力的同时，也承担着青春期痛经的痛苦。每月几天的疼痛苦恼让她无法安心复习，成绩一次次下滑。后来在家长的陪伴下，她终于鼓起勇气来医院

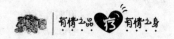

诊治。

我了解情况后，什么药也没开，只是交代她少吃凉食，注意保暖，经期不要洗头和洗澡，然后嘱咐她月经到来之前，每晚临睡时喝一杯加蜂蜜的热牛奶。此学生来复诊说当月没有出现痛经。

为什么这么简单的方法，就能搞定令众多女性闻之色变的痛经呢？道理很简单，蜂蜜味甘，入脾胃二经，能补中益气。另外，牛奶对人体具有镇静安神的作用，晚上睡得好了，血能归于肝，完成新陈代谢，能在白天为胞宫提供充足的濡养，痛经自然就减轻了。

所以，面对困难你不能害怕，恐惧会让人失去反抗的能力，只要镇定平静下来，找到它的弱点便很容易将其消灭。

女人的经期一般要持续30年左右，如果你学不会和月经和平相处，那将会是一件很痛苦的事情。所以我建议，但凡女性在月经到来之前都保持临睡前喝一杯加蜂蜜的热牛奶的习惯，这样可以有效避免痛经的发生和消除月经期的种种不适。

十九、海参木耳冰糖汤，补血效果非常好

用海参一条和黑木耳10克，洗净后加冰糖少许一起放入砂锅中煲汤，直到海参炖烂，再将其捣碎，一天服用一碗，补血效果非常好。

俗话说，物以类聚，人以群分。医生交往的朋友，还是以医生居多。上个月，省里另外一家医院的一个妇产科医生找到我，说自己碰见了一个很棘手的病例，是一位 60 多岁的子宫肌瘤患者。患者在子宫肌瘤剔除手术中两次出血，身体出现了严重的贫血。加上患者年纪大了，体质不好，术后一直处于半昏迷状态，偶尔清醒也是有气无力。

普通病人术后一周便可恢复过来，但这位患者在病床上一躺就是半个月，腹部 3 个 4 厘米左右的伤口一直没有愈合的迹象，伤口不愈合，患者就随时会有感染的危险，到时候会更麻烦。

他问我，中医有没有什么好办法，可以加快患者身体的康复速度。

他跟我说："目前，问题的关键在于如何给患者补血。现在患者全身浮肿，通过输血的办法肯定不行，乱吃成药我怕出现不良反应。"

俗话说有情之品善补有情之身，人与动物的血肉都来自于有情之物，这些有情之品可以补助人的精、气、神三宝，填补人体之下元，达到调整阴阳、补益冲任的目的。

我当时便考虑到中药食补。中医补血不像西医那样，补血就输血，而是兼顾"气""血""津液"3 个方面。气为血之帅，人体的气对血有统摄化生的作用，气虚血亦虚，气滞血亦滞。中医很多补血的方子，补血药和补气药都是并列出现的，就是因为这个道理。同时，中医学认为人体津液是化生血液的营养物质，而津液又来源于日常的五谷精微。所以中医在治疗贫血时，经常采用药膳食疗的办法，这样可以多管齐下，起到事半功倍的效果。

我问："患者平常可以进食吗？"

这位医生说："患者在清醒的时候，家属会喂一些流质食物，但也很少。"

我说："能进食就行，现在患者运化无力，吃多了反而是坏事。"

　　于是我就给家属出了一个海参木耳冰糖煲的办法，让家属每天用海参一条和黑木耳10克，洗净后加冰糖少许一起放入砂锅中煲汤，直到海参炖烂，再将其捣碎，一天服用一碗。

　　这位患者用了这个食疗方以后，状态一天比一天好，体质恢复得很快，没过多久伤口便愈合了，又过了一个月就出院了。

　　提起海参，在有情之品中，它是非常名贵的药材，其补益的效果足以敌过人参。另外，海参具有修复再生功能，比如使伤口快速愈合、修复多年受损的胃肠、修复免疫系统、恢复造血功能等。所以说，我用海参一味药就涵盖了那位患者的所有疾病，再配上含铁元素丰富的黑木耳，其补血功效自然不在话下。

　　现代人生活压力大，工作繁重，特别是女性，很容易出现贫血。女子以血为本，气血不足，就会出现月经失调等生殖系统疾病，最重要的是还会加速衰老。而海参中，大量的B族维生素、叶酸，对骨髓的造血功能有良好的作用。所以，女性如果感觉贫血的话，也可以试试这个方子。

第六篇

肾脏疾病的
有情之品调护法

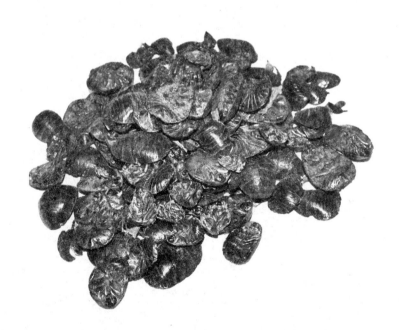

一、雪蛤膏鸡汤，冬令进补的好东西

冬天的时候，如果不知道怎么给家人补身体，可以选小母鸡1只，除去内脏，洗净切半，氽烫备用。雪蛤膏用清水浸至膨胀，挑净污垢后洗净氽烫。做一道雪蛤膏鸡汤服用。冬天肺易受寒气侵袭，一碗热腾腾的雪蛤膏鸡汤，不但可以御寒，还可以预防咳嗽感冒，非常不错。

民间有"今年冬令进补，明年三春打虎"之说，意思就是说冬天的时候注意养生和保养，来年就会有一副好身体。中医治病讲究"天人合一"，冬天万物闭藏，以养精蓄锐，为来年春天生机勃发做准备，人也应该顺应天时注意进补，以蓄积来年用的阳气。

中医的"补"法有滋补、温补、清补、平补之分。时令不同，患者体质不同，其补法也因证而变。比如虚弱之人补充营养，可以食用羊肉、海参之类的滋补品。而夏季炎热，应多食百合、绿豆、西瓜等清补之品。在冬天进补重在养阴，应选择平补之法，服用性质平和、温而不燥的食材，比如太子参、银耳、雪蛤膏。

这里我有一个非常适合冬季进补的食谱，主要原料是雪蛤膏。雪蛤膏是集食、药、补为一体，药用价值极高的天然绿色佳品。其性味咸

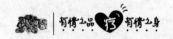

平，不燥不火，含有大量的蛋白质、氨基酸、各种微量元素及动物多肽物质，尤其适合作为日常滋补之品，具有补肾益精、润肺养阴的功效。

具体做法：选小母鸡1只，除去内脏，洗净切半，氽烫备用。雪蛤膏用清水浸至膨胀，挑净污垢后洗净氽烫。最后将清水煮沸，把所有材料放入煲内，先用大火煮20分钟，再改用小火煮2小时，下盐调味即可享用。鸡肉能补元气，而选小母鸡又不显滋腻，雪蛤膏补肾，补肺。冬天肺易受寒气侵袭，一碗热腾腾的雪蛤膏鸡汤，不但可以御寒，还可以预防咳嗽感冒，非常不错。

二、羊肉是补肾的好东西

冬天，便宜实惠、美味可口的羊肉，能让您浑身暖和，寒病不生。

羊肉鲜嫩，营养价值高，味甘而不腻，性温而不燥，入脾、肾两经。李时珍在《本草纲目》中记载，羊肉能暖中补虚，补中益气，治虚劳寒冷，五劳七伤。凡肾阳不足、腰膝酸软、腹中冷痛、虚劳不足者皆可用它作食疗之品，常食具有抗病、防病、疗病、延年益寿等作用。

由于羊肉能暖中祛寒，所以冬天是吃羊肉的最佳季节，既能抵御风寒，又可滋补身体。

需要提醒的是，羊肉性温，凡患有感冒发热、骨蒸潮热、红肿牙痛、口舌生疮等热性病者应禁食。羊肉味重，脾胃功能不好的人不宜多食，暑热天也应该慎食。

给您说件有趣的事吧。别看猪肉在现代这么普遍，但是在古代并不受大家喜欢，因为猪肉有钱人不肯吃，贫穷的人又吃不起，地位尴尬。苏轼说猪肉"富者不肯吃，贫者不解煮"。那么，古代人喜欢以什么肉为食呢？答案就是羊肉。羊肉在古代人的饮食结构中占有统治地位，元朝以前，宫廷宴席都是以羊肉为主。大家观察一下，跟人们生活有关的汉字如"祥"（示羊）、"美"（羊大）、"鲜"（鱼羊）、"养"（羊介）等都离不开羊。

宋朝人最喜欢吃羊肉，据说宋朝有个皇家家法："饮食不贵异味，御厨止用羊肉"。大致意思是说，作为天子饮食不应追求奇珍异味，老实吃羊肉就行。南宋时，宋高宗的大将张俊无意中吃到了特别好吃的"羊舌签"，还专门把天子请到家中一同品尝。

人们喜欢吃羊肉，不只是因为它肉质鲜美，更主要因为它是补益的佳品，能助元阳、补精血、疗肺虚、益劳损、补中胃，预防百病，强身健体。相传，古夜郎国人易得风湿和伤寒。汉武帝在位时，夜郎王向汉武帝求名医以解除百姓风湿和伤寒的疾苦。汉武帝派医生到夜郎国为百姓治病。医生在城北搭起医棚，支起大锅，把羊肉和一些祛寒药材放在锅里熬煮，并添加花椒和辣椒，分给来求药的人每人一大碗羊肉汤。人们喝了"祛寒汤"，浑身暖和，风湿和伤寒渐渐痊愈。

下面介绍几款比较不错的羊肉食疗方。

羊肉配胡萝卜：羊肉1000克，胡萝卜500克，橘皮20克，生姜5片。先把炒锅放在火上加点油，待油稍热后将切成小块的羊肉和生姜一同放入油锅中翻炒5分钟，放入黄酒3匙，盐、酱油、冷水少许，焖烧15分钟。然后把羊肉盛入砂锅内，倒入胡萝卜和橘皮，加三大碗水，

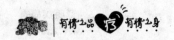

旺火烧开后改小火慢炖 1 小时后即可食用。

此药膳除温补之外，重在调理肠胃，其中的胡萝卜可以健脾消滞，生姜、橘皮可以温胃理气，适用于虚寒性肠胃溃疡、腹泻、疲劳畏寒者。凡属脾虚中寒、肾阳不足以致腹部冷痛、泄泻者，可经常食用。

羊肉苁蓉粥：肉苁蓉 15 克，洗净切细。加入一大碗水后，大火烧开换成小火煎 10 分钟左右，把苁蓉汁倒出来，再用同样的方法煎一次。然后除去药渣，把两次煎好的药汁混在一起，加入羊肉、粳米各 100 克，同煮至沸，再放细盐、生姜、葱白适量，同煮成粥。

肉苁蓉性味甘温，能补肾益精。羊肉配肉苁蓉可以更好地治疗四肢不温、腹中冷痛、腰膝酸冷、大便秘结等虚寒证患者。另外，它的祛寒效果也特别好，如果您的爱人是一名室外工作者，冬天要忍受严寒，您不妨就为他煨一碗羊肉苁蓉粥，驱除寒气。

羊肉山药羹：羊肉 500 克，山药 150 克，姜、葱、胡椒、料酒、盐各适量。将羊肉切成片；怀山药去皮切片；姜洗净后拍碎；葱洗净待用。锅内放水，投入羊肉片，加姜烧滚，捞出羊肉片待用。山药与羊肉片一起放入锅中，加入清水，加生姜、葱、胡椒、料酒，先用大火烧沸后，撇去浮沫，改小火炖至熟烂。

羊肉温补阳气，山药滋补阴精。两者配伍可以治疗病后、产后经常四肢冷、出冷汗、疲倦、气短、口干、失眠等症。

羊肉煨大蒜：羊肉 250 克，洗净切块，同大蒜 50 克共加水煨熟，食盐调味。本药膳以羊肉益气补虚、温中暖肾为主，大蒜"祛寒痰，兴阳道"。二味相合，共具暖腰膝、补肾气之功，可以治疗肾阳虚所致早泄、阳痿、腰膝酸软等症。

当然，上面的食疗方远不能将羊肉的功效说完。羊肉一如绵羊斯文的性格，只讲奉献，不求索取，外柔内刚，是谦冲温容的"君子肉"，值得大家收藏。

三、身体抵抗力差，吃个营养馒头吧

身体抵抗力差，可以把紫河车研成粉末，加在面粉中做成饼吃。每30克紫河车配500克面粉。

朋友老王去医院体检，其他检查结果都正常，唯独一个白细胞计数指标低于正常水平。而白细胞是人体血液中非常重要的一类血细胞，具有吞噬异物并产生抗体的作用，有治愈机体损伤、抗御病原体入侵的能力，是人体免疫系统重要的一部分。如果白细胞数量过低，则证明身体免疫力正在下降，稍有不慎就可能罹患疾病。

我问他："你最近是不是感觉身体不太好？"

他想了想说："还真是这样，这半年感冒两次了，另外，我还觉得心累，不想动，走几步路就头晕，饭量也下去了。"

我说："你这不是心累，是身体不在状态，就是我们常说的亚健康状态，处于健康的边缘，要赶紧调理。"

听了我的解释，他才明白，原来自己身体出问题了，赶紧问我治病良策。我告诉他："你不是喜欢吃面食吗，你去药店买点紫河车，每30克配500克面粉，蒸馒头、焙酥饼都可以，每天早中晚餐各食一个，保

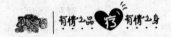
你那些不适的感觉都没了。"

1 个月后，他来找我，果真如我所言。

紫河车是人体胎盘，中医学认为有补肾益精，益气养血之功，是养生之上品。现代医学研究认为，胎盘含蛋白质、糖、钙、维生素、免疫因子等多种物质，具有抗感染，增强机体抵抗力的作用。如果大家感觉自己处于亚健康状态，可以及早食用紫河车，做到未病先防，提高免疫力。

四、鸡内金固涩精液，男人遗精会减少

中年男性若感觉力不从心，经常遗精的话，可以取鸡内金 50 克，焙干研成细末，每天早晚空腹服 3 克。

我学习中医、用中医药治疗疾病已经 40 多年了，最大的感触就是中医学不仅是一门医学，还是一门哲学，通过对中医药的学习、研究、应用我们能明白，人世间很多道理都是相通的。比如说，中医常用"水满则溢"的道理来解释"遗精"这一问题，认为男人遗精是由于长时间没有性生活，精液储存太多而自然溢出来的，就像是池子里的水太满了，溢出来一点很正常。

遗精包括正常生理现象和病理反应。是否正常，通过观察一个人的精气神就可以判断出来。如果遗精后身体没有明显不适，或者反而状态更佳，则属于自然遗精。反之，如果随着而来的是头晕眼花、腰腿酸软、体乏气短等非正常现象，则属于病理性遗精。病理性遗精就好像池子底部漏了个口子，结果里面的水还没有满，就漏下去了。

现在病理性遗精的男性特别多，中年男人其实是重灾区，这个年龄段的男人在身体上和心理上所承受的压力都比较大，所以大都处于亚健康状态，很容易肾气虚，发生遗精。

有一个企业老总是我的老熟人，他向我请教遗精的问题。

他跟我说，自己最近一段时间总是遗精，每周平均3次以上。现在白天没精神，晚上没情欲。事业上提不起劲儿，业绩月月下滑，生活上老婆怀疑他在外边拈花惹草，现在家庭事业两不顺。

我听后对他说："考虑的事情太多，忧思损伤心脾，容易导致脾气亏虚，气不摄精，自然晚上会发生遗精了。精液是身体的精华所在，把精华丢了，人的身体能有劲儿吗？"

作为一名医生，我很明白，夫妻生活是私事，但是也是容易激化矛盾的大事。而作为中年期的男性，正是上有老、下有小的时期，压力非常大。这时候就像在爬坡一样，离坡顶已经很近了，如果身体出一点问题，就容易顶不住，走下坡路。

我给他开了个方子，取鸡内金50克，焙干研成细末，用沙苑子15克煎水冲服，每天早晚空腹服3克。这位朋友没过1个月就来找我，一见我就说，感谢万分，万分感谢，感谢我让他老木逢春，解决了他的一个老大难问题。

"肾病者当紧固之"，对于遗精关键是要把源头加固好，而鸡内金就有很好的固涩精液的作用。《日华子本草》中说，鸡内金可以"止泄精、并尿血、崩中、带下、肠风、泻痢"。鸡内金为什么可以固涩精液

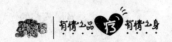

呢？主要是它可以作用到膀胱经上，《本草经疏》中说：肫是鸡之脾，乃消化水谷之所。其气通达大肠、膀胱二经。酒能温肾，用酒服鸡内金自然可以起到预防"为有源头活水来"的作用。

频繁遗精的危害很大，它会让你的身体长期处于"虚"的状态，最直接的表现就是性功能障碍，这让很多男人感觉没有面子，但又难以启齿。其实，遗精不算大病，只要勇敢面对，走出心理阴影，再配上药物治疗，就一定能让身体重回常态。男人以肾为本，只要保护好肾精不外泄，身体状态自然就会得到保障。

五、只有医生知道的"海洋伟哥"

如果男士感觉自己性能力减弱，或者感觉自己没有以前持久、身体发虚的话，可以试试海参20克，羊肉50～100克（肉的量可以根据实际情况加减），根据自己的口味加调料吃肉喝汤，这是一天的量。

中医有很多非常好的食疗方法，一点都不逊色于药物，而这些只有医生知道，老百姓并不清楚。大家都听说过海参，但是只有医生知道，它有个美誉叫"海洋伟哥"，治疗阳痿效果特别好。

如果男士感觉自己性能力减弱，或者感觉自己没有以前持久、身体发虚的话，可以试试海参20克，羊肉50～100克（肉的量可以根据实际情况加减），根据自己的口味加调料吃肉喝汤，这是一天的量。

在我门诊上经常有一些中年男士，感觉自己年龄大了，精力没有以前旺盛了，心有余而力不足，来就诊的时候我都会推荐这个方子。他们普遍反映效果非常好。

记得有一个34岁的"钻石哥"来找我看病，说他是"钻石哥"，是因为他从小家庭条件非常好，结婚前处了很多女朋友。现在好不容易找了一个自己满意的小娇妻，但是总感觉自己跟不上夫妻生活的节奏。妻子平均两天就想要过一次性生活，而他总是四五天才想一次。

我就跟他说："从中医学取象比类上来讲，夫妻间性生活其实跟日常生活是一样的，细水才能长流，都是一个道理。你这是结婚前流得太多了，所以婚后有点跟不上了。这时候得稍补一补。"他听了连连称是。后来他见我的时候说："主任，每当我过性生活的时候，我一想到自己吃过壮阳药，我就信心满满。"

没错，我后来也觉得这个方子其实是一个身心双补的方。一方面，海参确实有补肾益精的作用，并且它的药性温和，适宜长期食用。不会像吃了别的壮阳药一样，容易出现流鼻血、欲望变强等不适。并且现代药理研究显示，海参体内含有大量精氨酸，有助于减缓性腺衰老，提高勃起能力。

六、腰膝酸冷，"马"上就好

男人如果感觉到腰膝酸冷的话，可以让自己的爱人做一道

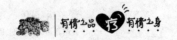

"海马童子鸡"，味道鲜美，有温肾助阳的功效。做法很简单，选公鸡1只（约重1000克），海马10个，精盐6克，料酒20毫升，葱段、姜片各15克，味精适量。将海马用温水洗净，鸡在开水中煮5分钟左右后取出，剔除鸡骨取肉，连皮切成长方条。然后再将鸡条整齐地排列在一个蒸碗里，分别放上海马、配料及调料，加入鸡汤，蒸约1小时，熟后拣去葱姜，加入少许味精，调味即成。

民间有谚语说："北方人参，南方海马"。海马是药用价值很高的名贵中药，因头部酷似马头而得名。不过现代人常把它作为观赏性的海洋鱼类，这实在是辜负了造物主的一片苦心。

海马和人参的功效相似，且效力不分伯仲，区别只在于一个是草木无情之物，一个是血肉有情之品。

说起海马怎么吃，南方人对此最有研究。福建沿海一带有一个非常有名的家常菜叫"海马童子鸡"，味道鲜美，有温肾助阳的功效。做法很简单，选公鸡1只（约重1000克），海马10个，精盐6克，料酒20毫升，葱段、姜片各15克，味精适量。

将海马用温水洗净，鸡在开水中煮5分钟左右后取出，剔除鸡骨取肉，连皮切成长方条。然后再将鸡条整齐地排列在一个蒸碗里，分别放上海马、配料及调料，加入鸡汤，蒸约1小时，熟后拣去葱姜，加入少许味精，调味即成。

这道菜味道鲜美，是南方人用于补肾壮阳、治疗男性肾阳虚损、命门火衰等证的常见保健药膳。一方水土养一方人，南方人食这道菜，就像是咱北方人喜欢喝温补药酒。因为沿海多产海马，且渔民长期出海劳动，肾阳易虚。劳动人民发现海马经常雌雄成对出现，像是彼此相濡以沫，十分恩爱的夫妻，其性温暖，所以便就地取材，经过实践，发现其果真有补肾壮阳、调气活血的功效。

既然海马在南方这么受欢迎，那拿到北方也照样能用。我在临床上，经常把它作为治疗肾阳虚亏所致的阳痿早泄、腰膝酸软的药膳。李时珍在《本草纲目》中就称海马有"温肾脏、壮阳道之功效"。

上周有个老乡找我看病，他说感觉自己腰部空荡荡的，又酸又痛。另外，往年他自己在夏天夜里经常吃烧烤，喝冰啤酒，一点儿事都没有。但是今年不行了，稍喝一点就拉肚子。性生活也没以前好了，以前头天晚上过完性生活，第二天一觉醒来，精力充沛，浑身是劲儿。现在过完性生活，第三天都浑身酸痛。

我说："你这病跟肾阳亏虚有关。每个人的身体里都有一台小火炉，脏腑的温煦、身体的阳气全靠这台火炉供热，这台小火炉就是肾。随着年龄的增长，功能的退化，再加上你不良的生活习惯，这个小火炉里的火苗就没以前那么大了。这时候就会感觉到腰部、四肢关节都是寒冷的。"

我推荐他的就是食疗方海马童子鸡，他吃了1个月，就感觉腰膝酸冷没有了。

七、每晚一杯蛤蚧酒，小便频多少烦忧

肾阳不足最直观的表现就是泌尿系统疾病——尿频、尿急、尿不净。到药店买蛤蚧1对，用50度以上的白酒，按每500毫升白

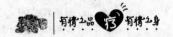

酒放 1 对蛤蚧的比例，再加入全当归 30 克，浸泡 2～3 周饮用。

中国人有饮药酒的习惯，酒医不分家，"医"的繁体字下面有个"酉"字，说明两者的关系非常密切。将具有补益之功的中药与温通血脉的酒融合在一体，中药的各种有效成分借助酒的宣散功能充分发挥效力，提高疗效，不仅配制方便，而且药性稳定、安全有效，非常有利于各种慢性虚损疾病的防治。

入药酒的配料不少，其中以人参、枸杞子、杜仲等草本植物为主。除此之外，把动物药制成药酒的验方也很多，动物药是血肉有情之品，俗话说"好酒配好肉，健康又长寿"，到时候药借酒力、酒助药势，更能发挥有情之品补有情之身的功效。

这里我便教大家一个温补肾阳，治疗肾阳不足、小便频多的药酒方。

制作方法很简单，到药店买蛤蚧 1 对（前面我说过，蛤蚧都是雌雄成对出售的），用 50 度以上的白酒，按每 500 毫升白酒放 1 对蛤蚧的比例，再加入全当归 30 克，浸泡 2～3 周饮用。

这个药酒非常适合 40 岁的男士饮用。为什么这样说呢？男人四十一道坎儿，40 岁之后，男人的肾阳就开始走下坡路了。肾阳不足最直观的表现就是泌尿系统疾病——尿频、尿急、尿不净。

很多人认为小便跟膀胱联系密切，其实肾为里，膀胱为表。《黄帝内经》把肾比作"水脏"，统摄着人体汗液、精液、小便等水液的释放。肾对膀胱来说就是一个水龙头，肾阳虚弱，水龙头就拧不紧，便会造成小便频数的症状。

我有个朋友在 42 岁的时候就遭遇过小便频多的困扰，那一年正好他刚晋升为大区经理，工作压力超大，每天熬夜到深夜。那一段时间他的膀胱好像不受控制一样，总忍不住去小便，一晚上要往厕所跑好几趟，每次量都不大。

他来找我，我就用这个方法让他告别了"中年危机"。

蛤蚧属血肉有情之物，其补精滋髓的功能十分显著，尤能摄纳肾气。古代中医学者常用其治疗阳痿早泄、尿频遗精、虚寒羸瘦等肾虚病症。因此，其素与鹿茸媲美。

所以，我这蛤蚧酒不仅对小便频多有效，对肾阳不足引起的神经衰弱、腿足寒凉、阳痿早泄、记忆力衰退等病症也都有用，是非常适合男性保健的补品。

八、阴囊潮湿、肿胀、瘙痒莫着急，蝉蜕煎水洗一洗

阴囊肿胀、潮湿的时候，可以用蝉蜕来治疗，取 25 克蝉蜕，加两碗水，大火烧开后换成小火，每天早晚用药汁清洗阴囊处就可以了。

王先生是个骑行爱好者，经常骑着山地车短途旅行。去年夏天，他和朋友一起骑行的时候，正下了一场小雨。他和朋友觉得小雨淋着很舒服，骑车再适合不过了，就没有去躲雨。让他意想不到的是，回来的第

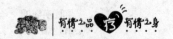

三天，竟然得了一种非常尴尬的病，阴囊发肿，还瘙痒得厉害。他赶紧来找我看病，并向我叙述了经过。他还问我，不是性病吧。

我检查以后告诉他："不是性病，你的体形偏胖，体内本身就有湿邪，淋雨后湿热下注，导致阴囊部出现肿胀。"

他听了长出一口气。我又问他，是不是平时就感觉阴囊部位多汗潮湿，他连连点头。

这种症状可以用蝉蜕来治疗，取25克蝉蜕，加两碗水，大火烧开后换成小火，每天早晚用药汁清洗阴囊处就可以了。

第四天，王先生的问题就解决了。

中医学上讲，阴囊部位是肝经循行的部位，所以中医学认为阴肿是肝经郁滞，湿热下注所致。蝉蜕甘、寒，入肝经，有清热利湿的作用。所以用蝉蜕煎水来外洗，有清热利湿的作用，湿邪祛除了，自然就不肿不痒了。生活中夏季涉水淋雨或是吃了滋腻辛辣的时候，容易导致湿热下注引起阴部发肿发痒，这个时候您用我说的小方法，就能解决尴尬的大问题。

九、精子质量差试试这个方子

精子质量差，试试李时珍的方子：紫河车1具，党参75克，枸杞子75克，当归75克。将紫河车切碎，四味药一并加水浸泡，煎煮 3 次，分次滤出药汁，合并滤液，最后用文火煎熬浓缩，兑入蜂蜜 1000 克后调匀成膏。早晨用黄酒冲服，每次 3 匙。

翟先生结婚两年了，妻子一直无法怀孕，去医院做检查发现是自己的问题。医生告诉他，他的精子成活率不高，精子活力低，临床上属于弱精症。

我们知道，卵子受精的过程对精子来说是一场极度残酷的马拉松。数以亿计的精子开始拼尽全力往卵子方向奔跑。它们通过宫颈、宫腔，最终能达到输卵管的只有寥寥几个而已。如果精子先天不足，缺乏运动天赋，那根本就达不到输卵管，无法与卵子结合。

其实在不孕不育中，大约 40% 的原因是由于男方因素，而精子活力低会直接影响男性的生育能力，是导致男性不育的重要原因。

中医学认为，肾主生殖，是藏精之腑，对于精子的生成、排泄起着重要作用。《素问》上讲男子十六岁后肾气充盈强盛，才有精气排出，阴阳交合而繁衍子嗣。所以，弱精、少精在中医上都属于肾虚的范畴。

最后经过询问，原来翟先生婚前有频繁手淫的习惯，身体一直很虚弱，结婚后再加上有性生活，肾阳耗损便更加严重了。精液其实就是人体精血所化，损失精液就是在大伤元气。

我给翟先生开的方子是紫河车 1 具，党参 75 克，枸杞子 75 克，当归 75 克。将紫河车切碎，四味药一并加水浸泡，煎煮 3 次，分次滤出药汁，合并滤液，最后用文火煎熬浓缩，兑入蜂蜜 1000 克后调匀成膏。早晨用黄酒冲服，每次 3 匙。

这个方子其君药是紫河车，紫河车就是人体的胎盘。紫河车大补气血，是补肾益精的重要药物。李时珍的《本草纲目》中记载："儿孕胎中，脐系于母，胎系母脊，受母之荫，父精母血，相合而成。虽后天之

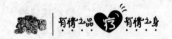

形，实得先天之气，显然非他金石草木之类所比。"

现代药理研究显示，胎盘能产生绒毛膜促性腺激素，对睾丸有兴奋作用，增强睾丸产精的质量。党参则具有补中益气，健脾益肺之功效，可以增强人体原动力。枸杞子可以滋肾，治疗肝肾亏虚。当归可以补血、活血。

翟先生按照我的处方，连服了 1 个月，再去医院做检查发现精子活力已经接近了正常标准。后来，又经过两个多月的细心准备，翟先生终于如愿以偿地得到了一个小宝宝。

男性不育的病因很多，但除了明显精索静脉曲张之外，现代医学往往找不到明确的原因。很多情况下都是靠经验治疗，此种情况下不妨试一试接受中医学，吃吃我的这个方子，也许能起到意想不到的效果。

十、性功能减退的男人，一杯热酒暖命门

男性的壮阳方：取鹿茸 15 克，红参 30 克，海马 15 克，浸入高粱酒 1500 毫升中，密封 4 周后饮酒，每晚临睡前服 20 毫升。

经常有人给我写感谢信，送锦旗，他们觉得是我治好了他们的病。其实，在我看来，是患者成就了我。正是因为他们对我无比的信任，用药才能达到效果。

小张的职业是秘书，最近感觉性功能不太好，来找我看病。

他说："当秘书真不容易，我的时间就是领导的时间。自从干了这份工作，我就没睡过一个安稳觉，白天安排会议，晚上准备材料，整天提心吊胆怕这里出错，那里出错。晚上回家，我连手机也不敢关机，得保证随叫随到，一天到晚身心疲惫。"现在，很多人的病都是累出来的。我说："你的性功能不行，其主要原因是累的。白天的时候，肾阳在其他事情上消耗过多，等到晚上的时候，用在房事上的就不够了。"

中医学把性功能减退的原因主要归咎于肾精衰少。气者阳也，是肾精的功能表现，气衰则性功能亦衰。

肾阳不足，阳痿不举，那该怎么办呢？古代皇帝后宫嫔妃数千，房事过多也会出现阳痿，这时候太医就会给他们开一些壮阳的中药。同样，我也给小张开了一个壮阳的药方：取鹿茸 15 克，红参 30 克，海马 15 克，浸入高粱酒 1500 毫升中，密封 4 周后饮酒，每晚临睡前服 20 毫升。

鹿茸、海马都是大补的有情之品，红参则可以安神，益气摄血。经过白酒浸泡，这些药物的有效成分会随着白酒的引经开路输布身体的五脏六腑，振奋阳气，提高性能力。

然后我还叮嘱小张，其实你感觉太忙，有一个很大的原因是你没有把你的工作给理顺，时间安排得不合理。一个半月过后，小张来找我，说性生活已经恢复如初了。同时，他还表示我的话说得太对了，以前确实是工作太乱了，时间安排得不合理，所以就会显得很忙，说我真是太厉害了，既懂医又懂管理。我笑了笑，医生整天脚不沾地，时间要是不安排得规律点，怎么为患者服务？

性功能常常要和男人的综合能力画等号，根据木桶原理，性功能减退就是影响整个男人能力的那片木板，如果在性爱过程中，你不能给自

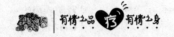

己的女人性满足，无论你在外边多么风光体面，回到家在爱人面前永远是个失败者。被这个问题压得抬不起头的朋友们不妨试一下我这杯暖命门的鹿茸海马药酒，相信它会帮您重新找回男人的尊严，重振雄风。

十一、人参配海马，给身体补精气

身体虚弱、无力、精力不足，可以选人参、海马、小茴香各等份，研细末，加盐少许搅匀即成。服用时取 1 克直接用温水送服，每天 2 次，也可以炒菜的时候当成调味佐料食用。

人有三宝，精、气、神。精是构成人体、维持人体生命活动的物质基础。神是精神、意志的最高统帅。而气是人体生命活动的原始动力。

人的身体没有"气"，那就是一副干瘪的皮囊，无精打采，浑身无力。所以，气对人体的作用非常重要。而人体的气并不是取之不尽、用之不竭的，随着年龄的增长，气的耗损就越来越严重。年轻的时候爬一层楼可能只花费一口气。而到了老年，爬一层楼就要花五六口气，还气喘吁吁的，那就是气不足所致。

所以，当人感觉没气、浑身乏力的时候就应及时给身体补补气。

孙叔是个老知识分子，也是我的"老病号"，都已经 84 岁了，一直以来身体都非常好。但是最近他老是感觉身体少气乏力，走路都走不远。他来找我，摇着手指头比画了个八，又比了个四，然后笑着说："七十三，八十四，感觉自己快没日子了。"

我听了让他别这样想，我说："您看那农村的老房子，墙快倒了，您要是不管它，它说不定很快就真的倒了。但是用根木头往那一支，就能再撑好几年。人的身体也是一个道理，你这是老年肾亏，属于老年人的普遍现象。肾有纳气的功能，人体吸入的自然清气会储存在肾中以便平日备用。气是人体生命活动的原始动力，肾虚弱则纳气不足，气不足人就会表现气虚乏力，给您开点补肾阳的药就可以了。"

我为孙叔开了温补肾阳、固守元气的人参海马粉。人参是大家都了解的补品，食用能够大补元气，益寿延年。海马也是温肾壮阳的动物药，《本草纲目》记载："暖水脏，壮阳道。"文中的水脏便是肾。

人参海马粉制作非常简单，去药店买了原材料在家就可以制作。选人参、海马、小茴香各等份，研细末，加食盐少许搅匀即成。服用时取1克直接用温水送服，每日2次，也可以炒菜的时候当成调味佐料食用。

人参和海马是补元气药物中的极品，孙叔回去只服用了1周，乏力的问题就得到了明显改善。

这个方子里，人参和海马的药效还是比较强的，上面这位孙叔，由于年龄特别大，我给开的量特别少，只有1克。如果是中年人感觉少气无力的话，可以吃2~3克，很快就会感觉到精气神十足。

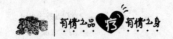

十二、常喝鹿茸酒，身体不觉累

男人感觉到精力不够，肾阳亏虚，可以用鹿茸泡酒，每天晚上喝上一杯，会越喝越有劲儿。

有一次，我去一个朋友家做客，席间他从厨房拎出来一盒鹿茸，说是他儿子去东北出差时给他带回来的。他虽然知道鹿茸是好东西，但是苦于不知道如何食用，便一直将它束之高阁，这次见我来了，才想起问问我具体怎么用。

鹿茸、人参、虫草是我国民间滋补的三大宝。尤其鹿茸，更是宝中之宝，是一种贵重的动物药材，来自于雄鹿刚长出的嫩角。《中药大辞典》中记载鹿茸可以"壮元阳、补气血、益精髓、强筋骨"。我当时就教给那位朋友一个泡酒的办法，鹿茸和山药（药店中炮制过的，不是新鲜山药）按 1∶3 的比例，用白酒浸渍，每天饮 1~2 小杯。

他问这个方子有什么具体用处？我回答说："这个酒呀，是专门给咱们这种老男人喝的，男人 40 岁之后身体就开始走下坡路，用中医的话讲就是'天癸殆尽，肾阳愈虚'，这个时候用鹿茸和山药补一补可以起到强身健体、抵抗衰老的作用，让整日疲惫的身体重新精神焕发。"

他听了非常高兴地说："我最近身体确实很虚，整天犯困，浑身提不起劲儿，我这就试一试你这个办法。"

隔月后，我再次去他家做客。他见了我直接从厨房拎出来一桶酒对我说："这就是按你教的办法酿制的药酒，来，你也尝尝，效果确实不错，我是越喝越美，越喝越有劲儿。"

我虽然知道鹿茸的功效，但之前从未喝过用鹿茸泡的酒。我喝了一口感觉味道不错，因为加有山药的缘故，药酒还有点甜腻的味道。当日下午，我便和老朋友一块儿喝了好几杯，回家的路上，我感觉自己步履生风，心胸成海，就像是挣脱了牢笼的野兽，浑身使不完的劲儿。朋友也告诉我，坚持喝鹿茸酒这一段时间，感觉身体比以前有劲儿多了，就好像一块儿废电池又充满了电一般。

现在，很多人送礼都喜欢送鹿茸、人参之类的补品，但大多数都不知道这些东西怎么用，结果都给白白浪费了。还有部分人吃了不但没起到保健作用，反而出现了五心烦热、头晕目眩的不良反应。这其实是没有找对方法，因为鹿茸助阳功效太强大了，如果单吃鹿茸反而会打破身体阴阳的平衡。

鹿茸是一种名贵的动物药，主要产自于东北三省。相传远古时，关东大地遭遇大旱，百姓危在旦夕，王母娘娘派七仙女下凡凿开长白山引水。水凿出来了，七仙女却累倒了。在危急时刻，一只梅花鹿用力将犄角撞向石坨子，用鹿茸血催醒了七仙女。从此，关东人将鹿茸视为瑰宝。对中年男人来说，鹿茸山药酒也是一块瑰宝，只要时常饮用，便能有助于身心健康。

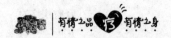

十三、祛除肾结石，鸡中有内"金"

　　到药店买鸡内金150克，然后把鸡内金焙干，再研成细末备用。每日早晨，空腹将鸡内金粉15克倒入杯中，冲入300毫升开水，15分钟后喝完。再去进行一次慢跑，非常有助于排石。

　　肾结石，顾名思义，就是肾里面长出了"石头"。肾结石是泌尿系统的常见疾病之一，曾经有权威机构做过统计，每20个人中，就有1个人患肾结石。千万别小看了肾里的小石头，得了肾结石的人，在活动时小石头就有可能从肾里掉下来，这时候人就会感觉腹部钻心地痛。如果是堵在排尿的肾盂上，或者下行的输尿管中，还会阻止尿液排出，时间一长，您就有可能得肾积水，严重的时候还可以导致肾功能不全。在门诊上，我见过很多肾病患者，就是因为刚开始肾结石没发现或者没注意造成的。

　　所以说，病就是这么来的，跟养老虎差不多，小的时候不把它解决了，大了就可能要人命了。

　　43岁的杨先生是我的一位朋友，从事历史研究工作。有一天下午他和朋友去打网球，正打得尽兴的时候，腹部突然痛了起来，一个大男人都忍不住，"哎哟、哎哟"叫个不停。给我打电话，我赶紧让他到我的诊室来。

到我的诊室以后，我看他的面色苍白。他说了一句话："我刚在来医院的路上上了个厕所，尿血了。喝了点水，也全都吐出来了。我是不是得啥绝症了啊？"

我一听说他尿血了，对他的病情已经猜了个八九，这种情况见得多了。我马上认真地告诉他："啥绝症啊！你没听说过'会叫的狗不咬人'吗？病也是如此！你看那癌症患者，不吭不响的，一查出来就是晚期。你这腹痛，又有尿血，我估计是肾结石。"

杨先生一听，连连点头，说："你真厉害，连着两年单位体检，我都查出来有肾结石，但是不痛不痒的，我也没管过它。"

我建议他做B超看看现在结石的情况，结果出来后，果然不出我所料，是肾结石，而且一侧整个肾都积水了。于是，我给他开了1周的药进行急性处理。1周后，他的肾积水已经消失。杨先生告诉我，这次痛下决心一定要把结石给排出去，问我怎么办好？

由于1周前做B超时他的肾有积水，看不到结石情况，我又让他做了一次B超，结果出来后我一看，结石直径为4毫米。我说："给你开个方子吧，很简单，到药店买鸡内金150克，然后把鸡内金焙干，再研成细末备用。每日早晨空腹将鸡内金粉15克倒入杯中，冲入300毫升开水，15分钟后喝完。再去进行一次慢跑。"

又过了七八天的一个上午，杨先生突然给我打电话，说慢跑回来上厕所，突然感觉尿道痛了一下。

我听了笑着说："恭喜你，结石排出去了。"

他听了连忙来到我的诊室，非让我给他再开一个B超检查单。真是人逢喜事精神爽啊，检查回来杨先生喜笑颜开，说："你真神了，医生刚检查的时候说没有结石了。"

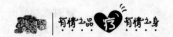

看到他疾病痊愈，我作为医生，也非常开心。

鸡内金就是鸡的砂囊内壁，具有通淋化石的作用。不知道您留意过没有，鸡吃东西的时候，麦粒、玉米粒、石子，啥都能吃到嘴里，并且都能消化掉。《医学衷中参西录》中就说："鸡内金，鸡之脾胃也。中有瓷石、铜、铁皆能消化。"我们的老祖先很聪明，就是根据这种自然界动物的生活习性，找到了鸡内金这味药。并且通过实际应用发现，它确实有消积、除滞、通淋、排石的功效。

最后提醒一下您，得了肾结石一定要及早重视，5毫米以下的，通过药物加运动可以排出体外；5毫米到2厘米的，就要考虑体外碎石。2厘米以上的，那就要经皮肾镜取石了。也就是说，超过5毫米，您就需要做手术了。所以，还是早治为好。

十四、急性尿潴留，麝香可急救

得急性尿潴留的时候，可以将葱白捣碎。再取0.1克麝香，混在葱白里，然后敷在肚脐上，停留片刻就好了。

在有情之品里，有一味动物药叫麝香，很多人感觉它很神秘，今天我们就来揭开它的神秘面纱。麝香是雄麝的肚脐和生殖器之间的腺囊的分泌物，干燥后呈颗粒状或块状，有特殊的香气。在古代，通常被做成香料，供达官贵人使用。同时，它也是医生非常喜欢的一味中药，因为它镇痛消肿的效果特别好。

前年春天的清明节，我和几个朋友相约去自驾游。我们把东西准备得非常齐全，带了一些羊肉串、烧烤箱、炭、葱等，打算玩一玩，吃吃烧烤。没想到驱车刚走到市郊就出事了。朋友老钱突然感觉会阴部憋胀得难受，我们赶紧把车停下。因为我是医生，就问他多长时间没有小便了，他说从早晨醒来一直到现在就没上过厕所。其实出门的时候就感觉有点不舒服，但是想着不能扫大家的兴，就忍忍算了。我又问他平时排尿情况怎么样？他说经常要起夜，每天晚上得两三次，尿的时候小便分叉，到最后还总有种尿不完的感觉。于是我明白了，他最后一句话的意思是排尿不净，他这是前列腺增生导致的急性尿潴留。

朋友生病，确实是不幸，但是不幸中的万幸是我们刚出市区，还没走得太偏远。我马上指示其中一个朋友开着车，找个药店去买 0.2 克麝香回来。市场经济比较发达的今天，药店太好找了，朋友开着车，不到15 分钟，就把麝香买回来了。

朋友回来后，说这药真贵啊，1 克就 400 多块钱。我一听，说不是让买 0.2 克吗？朋友挠了挠头说，自己走到药店里，想着 0.1 克太少了吧？怀疑自己听错了，就买了 1 克。

这时候不是争论的时候，我赶紧从车子的后备厢里拿出两根葱，弃青留白。在车里找了个卸车轮的十字扳手，将葱白捣碎。再取 0.1 克麝香，混在葱白里。我让老钱平躺在车里，把上衣撩开，然后把麝香和葱白敷在他的肚脐上，最后让他别顾及衣服了，用上衣捂在肚脐上。

大约过了 10 分钟，老钱说，好像不痛了，又过了几分钟，老钱说想上厕所。我们赶紧又开着车，给他找了个卫生间。这时候他是个患者，我扶着他进厕所，到小便池前，他的小便顺利地解了出来。

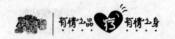

就这样，耽误了大约40分钟，我们又顺利地去自驾游了。车辆在行驶中，朋友说："可惜这麝香了。"我说："不可惜，把剩下的给老钱，让他接着再敷几天，巩固一下。"

大约10天后，老钱又专门找到我，说我这个方子太好了，用了之后，不仅小便更通畅了，而且最近心情也好了很多。

我当时笑了笑，因为我知道，这就是有情之品的好处。麝香这种有情之品，可以通络、散瘀、消肿、止痛，所以当时老钱的下腹胀痛很快就止住了，并且很快小便也通畅了。古书《医学入门》中就说："麝香，通关透窍，上达肌肉。内入骨髓……"除此之外，麝香还有辟秽、开窍的功效，可以除烦解郁，所以老钱用了几天以后，才会有心情随之舒爽的感觉。

十五、得了水肿，用开水冲服"蝼蛄末"

水肿虚胖，可以把蝼蛄研成末，每日饭前服6克，因为蝼蛄消水肿效果特别好。

减肥是现代社会每个爱美女性挂在嘴边的话题，她们通过各种方法力求自己的体重减轻，然而有些人体重确实轻了，但是看起来还是那么胖，这是为什么呢？答案是她们得了水肿型肥胖。

有人会说自己"喝水都会胖",除了一些人是夸张的形容之外,还有一部分人真是这种情况。这一类肥胖者容易腹泻,吸收能力也差,拉肚子拉掉了营养素,久而久之就会形成水肿型肥胖,最常见的就是"下半身胖"的人。

水肿是指组织间隙中有过量的体液聚集。对女性来说,水肿几乎无处不在,除了一些我们熟知的因为病理而引发的状况之外,很多其实就是不良生活习惯造成的排毒不畅。

水肿的坏处很多,不仅让人看起来臃肿、有肥胖感,而且往往神色倦怠,更直接影响内分泌。如果不及时排除,往往会越积越深,形成恶性循环。就像是一条水渠,如果水量过大,不尽快修缮,就会蔓延至渠边的田地,长时间下去,整个农田就毁了。

很多年轻人对于自己身体的水肿现象并不是很了解,比如他们中有些将水肿当成发胖,还在拼命地节食减肥。有的将傍晚时分双足的肿胀视为正常现象,没有想过这可能是循环不畅的危险信号。

前段时间医院的一个护士来找我看病,她刚坐下,我就发现她的脸色不太正常,我问她怎么了,她说:"最近感觉很没精神,走路走一会儿就很困,现在觉着全身跟肿了一样。"

我听后问她:"什么时候发现的这种情况?"

她接着说:"上星期旅行去了,回来时在火车上发现双腿肿得很厉害,还以为是累着了。现在发现全身都有肿胀,早上刚睡醒时,我的双手都握不住拳头。"

她这很明显是患了全身性水肿,长此下去,就会引发其他的严重疾病,所以说得早发现、早治疗。

于是,我就对她说:"你这个病看着很严重,其实问题不大,我给你说个方子你试试,去药店买一些干蝼蛄,让他们帮你研成末,每次吃

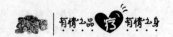

饭前取6克，用白开水冲服，连续吃几天就行了。"

一周后，在上班的路上见到了那位护士，她跟变了一个人似的，明显比以前瘦了，而且精神也好多了。

蝼蛄有消肿解毒的功效，《日华子本草》对它就有这样的记载：治恶疮，水肿，头面肿。可见古时候就有人用蝼蛄治疗水肿。这是良好经验的传承，我们一定要好好继承并发扬光大。

水肿是亚健康的重要标志之一，是一定要及时解决的问题。除了建议养成良好的生活习惯，包括平时尽量不要穿过紧的衣物、避免长时间穿高跟鞋、生活要有规律、不要过度劳累、不要久坐或久站。

十六、通小便消水肿，切记吃鲶鱼

鲶鱼不但味道鲜美，肉质细嫩，而且补中益阳、利小便、疗水肿，其肉质中所含的蛋白质与优等牛肉近似，而且吸收利用率远远高于牛肉。鲶鱼中脂肪的80%为不饱和脂肪酸，可以抑制胆固醇的吸收，促进胆固醇的排泄，能有效预防高血脂、动脉硬化、冠心病的发生。

中国人吃鱼的历史很悠久，2000多年前，圣人孟子在论述"舍生取义"之大节时，就是拿鱼和熊掌做比喻的。"鱼，我所欲也，熊掌，亦我所欲也；二者不可兼得，舍鱼而取熊掌者也。"在熊成为受保护动物的今天，倘使孟夫子再世，在鱼和熊掌不可兼得的情况下，他肯定会说舍熊掌而取鱼了。其实老百姓早就看透了熊掌靠不住，只管大吃特吃各色的鱼，因而年年有鱼（余）。

其中，在这各色各样的鱼中，鲶鱼是我们最常吃的一种。我们的先人最早从渔猎谋生活，吃鱼的日子应该早过吃米、面。飞禽走兽，好吃的好养的多捉些回家，养起来慢慢吃，于是就有了鸡鸭猪羊等家禽、家畜。好吃的不好养的，就懒得去捉了，那些东西至今仍是"野味"，就像"鲶鱼"。人之于鱼，向来情有独钟，一路吃下来，乐而不疲。

民间有俗话说："吃四条腿的畜不如吃两条腿的禽，吃两条腿的禽不如吃一条腿的菇，吃一条腿的菇不如吃没有腿的鱼。"以前我们穷的时候，鲶鱼一般都是逢年过节的时候才吃，而现在生活水平提高了，什么时候想吃就能什么时候吃。用咱们比较时髦一点的网络语叫"任性"！鲶鱼虽然很常见，但你可能只知道它的美味，不知道它的营养价值。

鲶鱼不但味道鲜美，肉质细嫩，而且营养丰富，其肉质中所含的蛋白质与优等牛肉近似，而且吸收利用率远远高于牛肉。鲶鱼中脂肪的80%为不饱和脂肪酸，可以抑制胆固醇的吸收，促进胆固醇的排泄，能有效地预防高血脂、动脉硬化、冠心病的发生。这对于年老体弱的老人、营养不良之人来说，是最佳的食物。它不仅能够补充人身体所需的营养，而且不会使胆固醇增高。中医学认为，鲶鱼味甘性温，有补中益阳、利小便、疗水肿等功效。

鲶鱼还是催乳的佳品，并有滋阴养血、补中气、开胃、利尿的作用，是妇女产后食疗滋补的必选食物。如果你家里或邻里之间有坐月子的产妇，不妨给她们介绍鲶鱼这个美食。

177

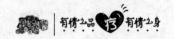

另外，鲶鱼中含有 DHA，就是人们常说的脑黄金，能健脑益智，当鱼肉中的卵磷脂被消化后，可以提高大脑乙酰胆碱的浓度，有助大脑信息传递，增强记忆力和思维能力。

下面我给大家介绍两道鲶鱼养生食谱。

鲶鱼豆腐煲：鲶鱼 1 条，豆腐 1 块，干辣椒 10 个，泡椒 4 个，番茄 2 个，葱、姜、蒜少许，豆瓣酱、料酒适量。炒锅加热倒入油，油热后把花椒和鲶鱼段一起倒入油中煸烧，再加入料酒、豆瓣酱炒出香味，放入葱、姜、蒜、干辣椒、泡椒爆炒，然后放入清水，烧开后大火炖 20 分钟，最后放入豆腐再炖 10 分钟即可。

这道菜的具体做法因人而异，只要对自己的口味就行。鲶鱼豆腐煲容易让人消化吸收，适合身体虚弱而肠胃又不好的人群食用。

蒜子烧鲶鱼：鲶鱼 1 条，胡萝卜 1 根，蒜 10 瓣，洋葱 1 个，葱 2 根，姜 5 片，料酒、香辣酱适量。炒锅中加入适量油烧到 3 成热，放入葱、姜、大蒜，炒出香味，然后放入胡萝卜及一半的洋葱，也炒出香味，之后放入香辣酱，放入焯烫过的鲶鱼，加入清水，加盖用中火炖 10 分钟，直到鱼肉变熟，胡萝卜软烂即可。

这个菜做出来很好吃，是一道色香味俱全的"硬菜"，适合各种人群食用，小孩吃了补脑，男人吃了养肾，女人吃了滋阴，老人吃了强身。

最后，大家都知道著名的"鲶鱼效应"吧，说不定用鲶鱼来进补一段时间，您的身体也能产生"鲶鱼效应"，会越来越好。

十七、阳虚的男人，早晨吃鸡蛋加点鹿茸吧

　　身体怕冷，四肢发凉，腰背冷痛，每天早上一碗鹿茸鸡蛋羹。取鹿茸0.5克，研细末，鸡蛋2个。鸡蛋敲破，倾入碗中，放入鹿茸及食盐、胡椒粉，一并调匀，蒸熟成羹即可食用。

　　小王是个司机，但是他总是流年不利。原本是给一位领导开车的，但没干多久领导就把他辞掉了。随后，他又给几位企业老总当过司机，同样不能长久。后来他找到原因了，问题出在自己的身体上。原来，小王是一个阳虚患者，阳虚的病人特别怕冷，别人三伏天穿短袖，而小王却还穿着薄外套。小王在家里从来不用空调，一吹冷风就拉肚子。

　　阳虚的他，喜欢温暖。车里开着空调，那些老总坐在车里跟蒸笼似的，他感觉刚刚好。原来，是这个问题让他连丢饭碗。老板前几次可能还提醒几下，次数多了自然就撵他回家了。

　　小王说他也就是这几年才开始注意到自己有阳虚症状的，晚上的时候爱跑厕所，连媳妇都说他肾虚。在外边跟朋友握手，手一伸人家就惊讶地说："咦，你的手咋这么凉呀。"他自己也明显感觉到身体怕冷，四肢发凉，腰背冷痛。

　　稳固肾阳是肾阳虚人群的重要进补原则，肾阳充足方可将阴寒攘于

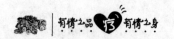

体外。温补的食物有很多，如羊肉、狗肉、大虾、鹿茸、紫河车、肉苁蓉、杜仲，其中我最喜欢用的便是鹿茸。鹿茸是梅花鹿或马鹿的雄鹿未骨化而带茸毛的幼角。李时珍在《本草纲目》上称鹿茸善于补肾壮阳、生精益血、补髓健骨，温补肾阳效果最佳。

不知道您有没有考虑过，为什么鹿茸温阳效果特别好。咱们一起来想一下，鹿有个特点，非常善于奔跑，大家都知道，动属阳，静属阴，跑得越快的，温阳效果越好。跑得越慢的，滋阴效果越好。龟整天一动不动，不就是滋阴的吗？所以，鹿血、鹿肉等都有温阳的效果。当然，鹿身上温阳效果最好的就是鹿茸，鹿身上离太阳最近的东西，为阳中之阳。

于是，我便以鹿茸为主给小王开了一个方子，很简单，每天早上一碗鹿茸鸡蛋羹。取鹿茸 0.5 克，研细末，鸡蛋 2 个。鸡蛋敲破，倾入碗中，放入鹿茸及盐、胡椒粉，一并调匀，蒸熟成羹即可食用。这个方子以鹿茸补肾壮阳，鸡蛋补益精血，体弱阳虚的病人食用效果很好。

小王正值青壮年，身体基础好。所以，稍微添些"柴料"，他的身体便暖和了。所以这里我给他用的鹿茸也特别少，只有 0.5 克。如今，他又重新找到了工作，为当地一家企业老总开车，再也没出现干几个月就被辞退的情况。

人的身体就和屋子一样，需要空调调节室内的温度，不然人住着就不舒服，而肾阳便是这座屋子的空调。中医学认为肾的阳气就像人体之中的"三昧真火"，生生不息温煦着五脏六腑。五脏之阳，皆根于肾阳，肾阳充盛，则全身之阳充盛；肾阳衰，则全身之阳衰，继而表现为畏寒肢冷。所以说，肾阳虚的病人最怕过冬天，因为他们比任何人都怕冷。不过不要紧，鹿茸是很好的温阳药材，肾阳虚的人只要每天坚持喝一碗鹿茸鸡蛋羹，便可使身体的温度恢复正常。

关于鹿茸能够温肾阳，还有一个故事，大家看一看，也很有意思。

从前，有三兄弟，父母死了以后，他们就分了家。老大为人尖刻毒辣，老二为人吝啬狡诈，老三为人忠厚老实、勇敢勤劳，受到人们的称赞。

有一天，兄弟三人相约，一起去森林里打猎。老三勇敢地走在前面，老二胆小走在中间，老大怕死跟在后边。

走着走着，树林里发出了异常的响声。老大、老二都吓得躲在大树后面，蹲下来不敢动弹，只有老三无畏地向发出声音的地方走去。哦！原来是一只长着嫩角的鹿。老三不慌不忙，端起了猎枪，扣动扳机，"砰"一声，鹿被击中头部，倒在草丛里一动不动了。"把鹿打死了，怎么分呢？""我看就这样分吧！大哥是一家之首，就应该分头；弟弟是一家之尾，应该分脚和尾巴。"狡猾的老二说，"我不上不下，不前不后，不头不尾，应该分身子。"尖刻的老大连连摆手说："不行不行，打猎还分什么我大你小！最合理的办法是，谁打着哪里就分哪里，打着什么分什么。"精明的老二就极力表示赞同。

忠厚的老三争不过他们只好提着个没有肉的鹿头回家了。按照寨规，不管谁打得野味，都要分一部分给大家尝尝。老三难办极了，鹿头上一点肉也没有，怎么分给大家呢？他想出一个办法：去借了一口大锅来，满满两挑水倒进去。然后就把鹿头放到锅里煮，由于太少，鹿角也不像过去那样砍下来扔掉，都放进去，熬了一锅骨头汤，把汤给寨子里的每个乡亲都端去一碗。

怪事出来了，吃了很多鹿肉的老大老二没有把身子补好，而喝了鹿头汤的人，却个个觉得全身发热，手脚有了使不完的劲儿。

"这到底是为什么？"有经验的老人想，以前吃鹿肉从没吃过鹿角

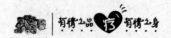

在一起做的，所以就没起到什么作用，这次老三把一对嫩角都放进去煮了，所以效果截然不同。以后，人们反复试了几次，证明嫩鹿角确实有滋补身子的功效！因为嫩鹿角上长有很多茸毛，大家就把这种大补药叫作鹿茸了。

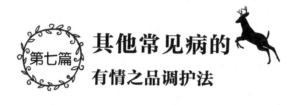

第七篇 其他常见病的有情之品调护法

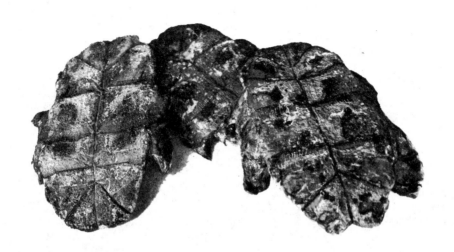

一、蜂蜜猪油膏是冻疮的克星

得了冻疮的时候，可以将猪油40克放入锅中加热，然后再放片刻，感觉油温降到40～50℃的时候，加入蜂蜜35克搅拌均匀，然后放凉成膏。

冻疮是由于寒冷引起的局限性炎症损害，在气温低于10℃以下、潮湿的环境中容易发生。冻疮算是一个顽固性疾病，"一年生冻疮，年年生冻疮"，这个道理年长的朋友大概都知道，不过很多人不明白其中的原因。

这是因为冻疮本身是一种人体自我保护机制的体现，当局部皮肤组织受到低温刺激时，人体为了保护大部分皮肤组织，只能舍弃局部。这就像是一场"弃车保帅"的游戏。当被冻过一次后，这种保护信号便会存储在中枢神经内，以后只要每逢低温刺激，大脑就会立马传输这种舍小保大的信号。

很多小孩一到冬天，脸上、手上都容易出现冻疮。冻疮遇暖会发痒，家长最担心的就是小孩忍不住去挠，一挠就会溃烂流脓。

我小的时候，冬天比现在冷得多，瓦房上垂下来的冰凌柱子都有两三米长，经常一下雪就是好几十厘米厚，整个冬天好像就是被雪包裹起

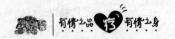

来的。村里很多孩子很贪玩，脸上、手上就容易出现冻疮。然后气温稍稍转暖，一些小伙伴出冻疮的地方开始发痒发胀，有些因为抓挠，还会出现溃破。那个年代根本没有什么冻疮膏，不过家长一般会用蜂蜜和猪油熬点药膏给孩子抹。方法很简单，就是将猪油40克放入锅中加热，然后再放片刻，感觉油温降到40~50℃的时候，加入蜂蜜35克搅拌均匀，然后放凉成膏。

蜂蜜味甘平，止痛解毒，除众疾，和百药。蜂蜜中的生物素能有效地促进人体创伤组织的再生，不仅对各种硬性创伤有效，而且对感染性烧伤、烫伤、冻伤都有理想的疗效。我国历代医家都擅长将其用于溃疡、肿毒、湿疹、烫烧伤、冻疮等疾病。而猪油味甘、性凉、无毒，本身就补虚、润燥，可以治疗皮肤皲裂等症。

那时候虽然贫穷，但是蜂蜜却没有假的。村子里的孩子冬天手背上出冻疮，都溃破了，就是用上面的方法抹好的。

如果您的孩子出现冻疮的话，可以先用温开水洗涤患部，然后涂上我说的冻疮膏包扎，隔天换药一次，如果创面没有溃烂则可不必包扎。

对付冻疮关键在于预防，而且是越早越好。孩子皮肤比大人娇嫩，家长们在冷空气到来之前就可以提前把蜂蜜膏抹在孩子的手、足、鼻尖、耳边、耳垂和面颊等毛细血管比较多的地方，就像是每天涂护肤霜一样，可以起到防护的作用。

二、红肿化脓别着急，试试这个通治方

我们的身体上经常会出现一些红肿、化脓的情况，这时候可以到药店取蜂房、棉籽两味药各60克。回家后把蜂房和棉籽研成末，加入60克蜂蜜，搅拌均匀，然后根据红肿部位的大小涂到发病部位。

很多人会说，当医生的应该会非常注意养生。话虽如此，医生照样会生病，生老病死，人生铁律，谁也改变不了。我平时在衣食住行上已经非常注意了，但是有时候也会突然生病。比如说，有一次我右足趾上长了一个疖子，非常疼痛，走起路来都不敢太用力，得用足后跟用力。

不过，医生有医生的好处，最直接的就是能给自己看病，我当时就直接去药店取了蜂房、棉籽两味药各60克。回家后把蜂房和棉籽研成末，加入60克蜂蜜搅拌后，把它涂到了足趾上，过了一夜，肿就消了大半，又过了两天，疖子就全好了。

我上边说的"疖子"，又称"疖肿"，中医学认为是热毒侵入皮肤而发病，属于疮疡热证，所以又称"热疖"，现代医学认为，它是毛囊及毛囊深部周围组织受到细菌的感染后形成的较大块的红色肿物。疖肿

多发生在人体受压的部位，如颈部领圈处、臀部及足部。

一般过 1~2 天，红色肿物的正中心部位会形成脓栓，2~3 天后会自行破裂，也有的疖肿可能不破裂就会消失。

疖肿虽不是很严重的疾病，但是因为毛囊间紧密相邻，若不及时处理已经长出的疖肿，不仅疼痛难忍，而且容易引起周围皮肤的感染，会长出更多的疖肿来，它们既痛又不雅观，有时还会留下瘢痕，甚至还会反复感染，到时候处理起来就麻烦了。

我这个方子里，蜂房就是我们老百姓所说的"马蜂窝"。蜜蜂是杰出的"建筑师"，它们所建的"建筑物"是一味能够攻杀毒虫的中药，能去腐生肌、消炎止痛，并促进创口早期愈合。研究表明，蜂房还具有促进机体细胞免疫功能的作用，对多种细菌有很强的抑制力。

同时，蜜蜂还是勤劳的"劳动者"，它们把采得的花蜜在蜂巢中酿制而成蜂蜜。这种天然蜂蜜的好处很多，它不仅能改善血液成分，促进心脑和血管功能，对肝有保护作用，而且有很强的杀菌作用，增强机体对疾病的抵抗力，可用于处理伤口和溃疡，还可用来消除炎症。棉花籽我就不用多说了，听名字也就想到是什么了，它又叫"木棉子"，它的一个主要功效就是止血。

人们大多以为生疖是件小事，而小孩因不懂科学卫生知识更加不重视。事实上，生疖后，特别是脓头快破溃时，因随手搔抓、挤压，使手上的细菌和疖肿的脓栓挤入血液，严重者可引起菌血症、败血症或脓毒血症，进而诱发肾小球肾炎等。

因此，一旦发现疖肿，就要及早处理，切勿小病变大病，到时候就花钱又受罪了。

三、猪油调露蜂房末，治疗头癣效果好

头上长癣时，可以去药店买 60 克露蜂房，放在炒锅上用小火翻炒，感觉蜂房变干了，然后把它研成细末，然后再去炼点猪油，也取 60 克，在炒锅中适当加热后把蜂房末倒入猪油中搅匀。然后冷却起来放在瓶子里备用。每天早晚取出来一点涂抹患处。

前段时间我诊治过一名患儿，是一位 8 岁的孩子，他妈妈带他来的，我还没上班就在诊室门口等我了，我开门的时候就看见这个孩子光秃秃的头上有一片黄豆大小的痂。

孩子的妈妈说："自从孩子头上出了这东西，头发就慢慢地脱落，我以为是太热捂着了，就把他的头发理掉了。"

经过仔细检查，我确定这是头癣，俗称"癞痢头"。它具有很强的传染性，不及时治疗不仅自己病情严重，还会传染给其他孩子，甚至是成人。

之后我给她写了一个药方：回去到药店买 60 克露蜂房，放在炒锅上用小火翻炒，感觉蜂房变干了，然后把它研成细末，然后再去炼点猪油，也取 60 克，在炒锅中适当加热后把蜂房末倒入猪油中搅匀。然后冷却起来放在瓶子里备用。每天早晚取出来一点涂抹患处。

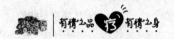

临走时我还叮嘱她："尽量不要让孩子用手挠抓，这样治疗效果会更好。"2周后来复查，那个孩子的头癣痊愈了。

头癣根据病原菌和临床表现的不同可分为黄癣、白癣、黑癣及脓癣，是头皮和头发的浅部真菌感染而引发的，好发于儿童。

中医学认为，头癣的发生，内因于脾虚胃热，湿热蕴蒸于头部，复感外风挟邪毒侵入，以致气血郁滞，血不荣发，则皮肉、毛发干枯脱落。就像你烧一锅开水，水蒸气不断聚集，当你把锅盖拿开的时候，热气就会上升，在房顶上形成小水珠，时间长了，墙上的白灰就会裂开、脱落。这是同样的道理，因此治疗此病主要是治脾虚，清胃热。

露蜂房的主要功效是祛风止痛，攻毒消肿。《本草纲目》中记载："露蜂房，阳明药也。"《昆明民间常用草药》中说露蜂房："发汗除湿，清阴热。"这些都说明了露蜂房是健脾、清胃热的上等中药材。猪油大家都很熟悉，它味甘、性凉、无毒，有补虚、润燥、解毒的作用，可以治疗脏腑枯涩、皮肤皲裂等症。

现在的孩子虽然生活条件好了，但是由于生长发育不完全等原因导致可能患的疾病仍然很多。像头癣就是其中的一种，如果不及时治疗，病情就会恶化，甚至会传染给家里其他人。

所以做妈妈的一定要注意及时发现，尽早治疗。露蜂房和猪油都是清毒消肿、补脾虚的良药，将它们配合使用，效果确实不凡。

四、斑蝥膏，治疗扁平疣效果好

有一个偏方治疗扁平疣效果很好，取斑蝥 15 克，雄黄 3 克，研末混匀，加蜂蜜适量，调成膏状。以碘酒消毒患处，然后取与疣大小相当之斑蝥膏，用手指搓成扁圆状置于疣面，用纱布覆盖，用胶布固定。

在我的门诊病例中，各种各样的皮肤病患者特别多，尤其是扁平疣，它多发于青少年，可突然起病，皮损多发于面部、手背、手臂，表现为大小不等的扁平丘疹，轻度隆起，表面光滑，呈圆形、椭圆形或多边不规则形，边界清楚，一般无自觉症状，有些患者感觉有轻微瘙痒。

许多青少年都视扁平疣如蛇蝎猛兽，若心腹大患，都急着去之而后快。青少年都是爱面子的，爱美又是人类的天性，满脸扁平疣确实会影响美观，造成社交上的困扰，甚至伤害到个人的自尊和自信，丧失许多机会，所以不能等闲视之。

扁平疣的中医治疗应属整体治疗，这是中医的优势所在，中医治病着重在全身症状的综合调理，时至今日，中医对扁平疣的治疗，仍在与时俱进，深受病患的信赖。

其中有一个偏方治疗扁平疣效果很好，取斑蝥 15 克，雄黄 3 克，

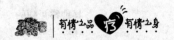

研末混匀，加蜂蜜适量，调成膏状。以碘酒消毒患处，然后取与疣大小相当之斑蝥膏，用手指搓成扁圆状置于疣面，用纱布覆盖，用胶布固定。

我曾用这个方法治愈了很多扁平疣患者，记得有一位是初中生，当时是她妈妈对我说："我女儿长了一脸'瘊子'，本来学习很好，现在成绩直线下滑，甚至对我说不想上学了，现在门都不愿出，您给我女儿治治吧。"

我看了看她女儿，发现她左半边脸上密密麻麻出了很多扁平疣，属于比较严重的患者。出现一个疣和出现多个疣的病因都是一样的。

中医学称扁平疣为"扁瘊"，认为此病在肝胆，由风热毒邪搏于肌肤，或怒动肝火，肝旺血燥，筋气不荣所致，现代也有医家认为扁平疣多由气血失和，热毒聚结所致。中医内服药对此病有很好的疗效，但对于数目较多，面积较大的患者，我还是推荐用外用药，治疗起来效果更好。

我给那位初中生开的就是上面我所说的外用药，她在用了几天后，脸上的疣便脱离了皮肤，过来复查时已经痊愈了。

斑蝥，呈长圆形，有特殊的臭气。它的味辛，性热，有大毒，归肝、胃、肾经，有破血消癥攻毒蚀疮的功效。《本草纲目》中记载的就有一个使用斑蝥治疣痣黑子的方子：斑蝥三个，人言（砒石）少许。以糯米五钱，炒黄去米，入蒜一个，捣烂点之。不过这个方法更多适用于黑痣的治疗。

雄黄是一种药用价值很高的矿石，是砷的硫化物之一。陶弘景曾说过：（雄黄）好者作鸡冠色，不臭而坚实。意思是说好的雄黄颜色就跟鸡冠一样，没有异味且质密坚实。它有燥湿、祛风、杀虫、解毒的作用。

而众所周知，蜂蜜是一种营养丰富的天然滋养食品，有美容养颜的作用，同时，蜂蜜能治疗中度的皮肤伤害，将蜂蜜当作皮肤伤口敷料时，细菌无法生长。将这几种中药调和在一起制成的"斑蝥膏"，治疗扁平疣的效果自然不在话下。

所以，得了扁平疣的患者不要再苦恼了，"斑蝥膏"还您美丽容颜。

五、香油刺猬皮膏，治疗烧伤烫伤的小妙方

出现烧伤烫伤的时候，可以到药店买6克刺猬皮，打成粉，加适量香油搅和成糊状。将烫伤的皮肤晾干以后，用棉签把刺猬皮糊敷在烧伤的地方。

小孩子很淘气，好玩爱动是他们的天性，将他们比作"永动机"再形象不过了。当然，小孩子由于对很多事物的危险性没有认识到位，所以玩的时候应尽可能在大人的眼皮底下。但是，有时候危险往往是防不胜防的，烫伤就是其中之一。它看似没什么大碍，但是如果不处理的话，等伤口愈合后，就有可能遗留肢体功能障碍和容貌损害，将来可能使他的自尊心受挫。

记得有一次，一个朋友给我打电话，我一接听，电话那头说话非常急促，原来他4岁的孩子不小心把热水弄洒了，胳膊上烫了一片水疱，

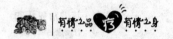

有核桃那么大。问我该怎么处理。

我当时就告诉他，先把孩子的胳膊放在冷水管前冲洗，然后再到附近的药店买 6 克刺猬皮，打成粉，加适量香油搅和成糊状。将孩子的皮肤晾干以后，用棉签把刺猬皮糊敷在烧伤的地方。

刺猬皮有收涩止血、化瘀止痛的作用，对治疗烧伤烫伤效果不错。紧急情况下需要使用的话，可以到药店去买一些，直接让他们给研成细末。回家后将细末放入适量的香油中，调匀就可以用了。

皮肤是人体的重要屏障，烧伤后皮肤保护功能被破坏，全身免疫力下降，各种致病微生物可乘虚而入，导致创面感染或全身性感染。严重感染仍是目前烧伤治疗的难题，也是烧伤患者死亡的首要因素。即便轻度烧伤，如果发生感染，也会延长创面愈合时间，加剧瘢痕增生。

所以，发生烧伤烫伤后要引起重视，有个"四字诀"要谨记：冲、脱、泡、包。主要意思就是先用清水冲洗烧伤创面，边冲边用轻柔的动作脱掉烧伤者的外衣，如果衣服粘住皮肉，不能强扯，可以用剪刀剪开，然后用冷水浸泡创面，按照这些步骤做完后，用上面说的药膏涂于患处，最后可以考虑用消过毒的布单、衣物包扎伤处。

如果烧伤没有及时治疗，过了几天伤处就会结痂。很多人会以为结了痂就没事了，过两天痂掉了就会好了。其实不然，烧伤后如果没有做伤口处理，有可能会引起病菌感染，就算是结了痂，可能在痂的下面已经积了很多脓液。

遇到这种情况时也不要着急，刺猬皮制成的药膏同样管用。将伤处局部消毒剪痂处理后，涂上"香油刺猬皮膏"就可以了。

我曾用这个方法处理过多名烧伤烫伤患者，有小孩，也有成人，用起来效果都非常好。

六、足跟痛，养血活血有帮助

　　足跟痛的话，把鹿茸片 10 克泡到 500 毫升白酒里，泡上 1 周，然后每天晚上喝一小杯。晚上用开水泡脚后，再把鹿茸酒倒在手心里，在足跟上搓一搓。

　　古诗有云："尾闾不禁沧海竭，九转灵丹都慢说。唯有斑龙顶上珠，能补玉堂关下穴。"意思是说，当人的精力消耗过度，再珍贵的丹药都难获得好的效果，唯有这"斑龙顶上珠"，才能补虚疗体。

　　那"斑龙顶上珠"究竟是什么东西呢？其实就是我们时常提起的鹿茸。

　　雄鹿到了一定年龄，头上就会长角，角表面会生出一层纤细的茸毛。这时候把嫩如春笋的幼角切割下来就可以入药。古代医家认为，鹿的精气全汇聚在角上，而茸是角的嫩芽，气体全而未发泄，故补阳益血之力最盛，是益寿延年的滋补要药。现在药理学也证明，鹿茸中的有效成分可以提高身体的细胞免疫和体液免疫功能，促进淋巴细胞的转化，具有免疫促进剂的作用，从而可以强壮身体、抵抗衰老。

　　古时候，因为雄鹿难以捕捉，鹿茸就更难以遇见，所以鹿茸就自然变得弥足珍贵。不过现在随着人工饲养技术的发展，鹿茸也进入了寻常百姓家，很多年轻人都会选择买一些鹿茸作为保健品，回家孝敬老人。

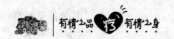

不过可惜的是，由于现在商家过分强调鹿茸的珍稀价值，从而忽视了鹿茸能入药治病的作用。

马大爷老来有福，孩子们个个有出息。他因足跟痛找我看病，足跟痛是中老年人的常见病，常表现为足跟肿胀、麻木、疼痛、局部压痛，走路活动受限，十分不便。

马大爷说，由于足跟痛，现在整天脚不敢沾地，一走路就痛得钻心。突然间不能走路，可真是难受死了。

我告诉他，可以把鹿茸片 10 克泡入 500 毫升白酒里，泡上 1 周，然后每天晚上喝一小杯。晚上用热水泡完脚以后，再把鹿茸酒倒入手心里，在足跟上搓一搓。马大爷一听鹿茸片，连说家里有，还说孩子们孝顺，不光有鹿茸片，还有人参、西洋参等很多营养品，放那儿都没动过。1 周后，马大爷就能下地走路了，虽然还有点痛，但是已经可以忍受了。4 周后，足跟痛完全消失。

中医学认为，足跟痛与老年肝肾亏损有关。肝藏血，血养筋，所以肝主筋。肾储藏精气，骨髓生于精气，所以肾主骨。肝虚则血不养筋，肾虚则骨髓失养。而鹿茸既能填精养血又能补肾，所以用鹿茸泡酒，内饮外用可以很好地防治足跟痛。

七、消雀斑，请服犀角升麻丸

取水牛角 60 克，升麻、羌活、防风、白附子、白芷各 9 克，生地黄30克，川芎、红花、黄芩各15克，生甘草6克，各药研成细末，蒸熟做成10克大小的药丸，每晚服1丸，温开水送服，即可祛火消斑。

雀斑一直是女生乐乐多年的心病。"从17岁长雀斑开始，我心里就有阴影。我很羡慕别人，看别的女同学的脸上都是光溜溜的，就我这脸上长得都是斑，而且正长在眼睛下面，天天我都要用很多化妆品去遮掩，才能安心上课。现在毕业以后，我挣了点钱，第一件事就是祛斑。"现年24岁的乐乐这样跟我说。

雀斑其实跟老百姓说的体内火气大有直接关系，所以，有雀斑的人，一般心劲儿都比较强，爱发脾气。有句话叫"上帝为你关上一扇门，必然为你打开一扇窗"。有雀斑虽然不好看，但是有雀斑的人，很少有身体比较胖的，虽然凡事无绝对，但是大多有雀斑的人，都不用为肥胖而发愁，这类人大多形体比较匀称或消瘦。

作为一名中医医生，你记的古代名方越多，你就越厉害，因为那些名方都是名医名家的总结。

我之所以门诊上患者比较多，就跟我经常背方剂有关。治雀斑，我知道《医宗金鉴》上有个方子，按方抓药坚持吃3个月以上，雀斑就会慢慢消失。

这个方子叫犀角升麻丸，原方为犀角45克，升麻、羌活、防风、白附子、白芷各9克，生地黄30克，川芎、红花、黄芩各15克，生甘草6克。以前，很多制药厂都产这个中成药，但自从国家为了保护野生动物禁止用犀角入药后，这个药便停产了。

不过，犀角有个不错的替代品，那就是水牛角。水牛角和犀角药性类似，其味咸寒而专入血分，善清心肝胃三经之火而有凉血解毒之功。

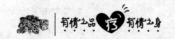

现在 SPA 会所流行的刮痧片大部分都是用水牛角制成的。

我们用水牛角来代替犀角，因为水牛角药力比犀角小，所以把药量提到 60 克。取水牛角 60 克，升麻、羌活、防风、白附子、白芷各 9 克，生地黄 30 克，川芎、红花、黄芩各 15 克，生甘草 6 克，各药研成细末，蒸熟做成 10 克大小的药丸，每晚服一丸，温开水送服。

中医学认为，雀斑是肾水不足，虚火上炎，郁于经络而成。《外科正宗》中就提到："雀斑乃肾水不能荣华于上，火滞结而为斑"。很多朋友的雀斑都是夏天加深，冬天略减，就是因为夏天阳气搏动气血，导致血热阻滞脉络，治疗时应注重祛风清热，凉血散血。

乐乐回家用上以水牛角制成的犀角升麻丸。过了 2 个多月，她的雀斑果然少了很多，不仅如此，她经常上火、便秘等问题也都消失了。

八、地龙白糖液，湿疹无处藏

得了湿疹，可以取活地龙 60 克，白糖 30 克，将蚯蚓洗净放入碗内，加入白糖取其渗出液涂患处，每日 2~3 次。

我虽然平常上班非常忙，门诊上病人特别多，但是也非常注意自己的身心健康。有时候，我会约几个朋友去旅游。

去年国庆期间，有个朋友打电话约我，说他老家有个小景点，非常不错。有个海拔一千米高的小山，山脚下还有一个大水库。由于老家那个地方不是旅游景点，所以只有本地人知道，非常清静。我在电话里听了也非常高兴，就答应叫上几个朋友，准备出发。到了那里，真的就像朋友说的那样，水秀山清，鸟语花香。水库边还有几个钓友在钓鱼。山不高，一天就登完了，晚上我们支起帐篷，就在水库边露宿。

就这样，我们每天都登山，逛水库，自己烧烤。第三天的时候，同行的老方同志来找我，原来，他的双肩部位出现了红点。我一看，是湿疹。他不经常参加野外活动，不适应潮湿的环境，皮肤出了湿疹。

作为一名医生，我知道湿疹是一种常见的皮肤病，好发于头面、四肢，皮肤出了湿疹，起初会瘙痒剧烈，让人非常难受。作为一名中医医生，治这种病我首先会想到地龙，也就是蚯蚓的炮制品。正好水库边有几个钓友，我就问他们借了十几条蚯蚓，放在一个碗里，加点水，让蚯蚓吐一吐杂质。一个多小时以后，我把碗里的杂质倒掉，在蚯蚓身上撒上白糖，过了一段时间，就化为液体了。我告诉老方同志，把这种液体涂抹在患处。当天，他的湿疹就不痒了，两天后我们回家，他的湿疹已经消失了。

蚯蚓在中药上是一味重要的动物药材，学名叫"地龙"。地龙生活在潮湿、疏松、富含有机物的土壤中，白天以泥土中的有机物为食，夜间爬出地面。地龙性寒味咸，有很高的药用价值。《本草纲目》中记载地龙具有清热、息风、平喘、通络、利尿等多种功效。地龙提取液在体外有很好的抗凝作用，其清热消炎的作用很好。

用地龙治疗湿疹不是我想出来的方法，这是一个很老很老的验方，很多医书中都有记载。

另外，婴幼儿是湿疹的高发人群，一些外用的西药在治疗湿疹的时候都含有激素成分，我不建议给孩子使用。如果家里有出湿疹的孩子，

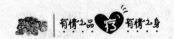

不妨试一试我的地龙方：活地龙 60 克，白糖 30 克，将蚯蚓洗净放入碗内，加入白糖取其渗出液涂患处，每日 2～3 次。此方效果很好，不含激素，非常适合小孩子们使用。

地龙很好找，到渔具店里花一两块钱买一包，便宜又实惠。

九、消淋巴结核的外用有情方

出现淋巴结核，可以取鲜猪胆汁 500 毫升，醋 250 毫升，夏枯草 50 克（研细粉），松香 2 克，然后将胆汁与醋放锅内熬热、搅匀，待沸后加入夏枯草粉、松香，熬至浓缩成膏状，将这膏药直接敷在脖子上，一天换一次就行了。

什么是淋巴结呢？让我们来认识一下。

人体的全身遍布淋巴结，它位于淋巴管行进途中，是产生免疫应答的重要器官之一。当病原体、异物等有害成分侵入机体内部浅层结缔组织时，淋巴结可清除其中的异物，防止有害成分进入血液循环，侵害机体的其他部位。它就像是一个宫殿的守卫，职责在于防止"坏人"（有害成分）进入。

不仅如此，淋巴结还能通过免疫反应消除进入淋巴结内的抗原成分，而且通过输出"效应淋巴细胞或免疫活性成分"，发动身体其他部位，特别是有害成分侵入区域的免疫反应，及时解除对机体的伤害。这一点就像是如果有坏人入侵宫殿内部的某个区域，它还可以及时发出预警信号，让其他位置的战士去捕捉坏人。

当然，这么一个重要的器官有时候也会出现问题，淋巴结核就是这么一种病，淋巴结核是一种慢性疾病，发病初期不痛不痒，只有黄豆粒大小，用手按它会滑动，等到身体抵抗力下降时则逐渐增大，局部皮肤呈红紫色、发亮，有轻微的疼痛，并有波动；最后破溃成溃疡，流出黄棕色脓液，中间夹有干酪样物，有时可伴有全身毒性症状，如低热、盗汗、倦怠、厌食、消瘦、贫血。

前段时间我去朋友家做客，中午吃饭的时候他对我说："我这脖子上不知道是怎么了，出了一个小疙瘩，按着会滑动，还有点痛，你过会儿给我看看。"我说："听你这么说，肯定是淋巴结出问题了。"

吃过饭，我用手摸了一下他所说的小疙瘩，已经有花生米那么大了，就对他说："你这不像是单纯的淋巴结肿大，有可能是淋巴结核，你明天早上一早去医院做一下结核菌素试验（PPD）和活检，做完后等结果出来了，再去找我。"

几天后，他带着检查结果来找我了，我估计的没错，确实是淋巴结核。看着他着急的样子，我对他说："是淋巴结核没错，但也不要紧，没你想得那么严重。"

我接着对他说："你这病有两种治疗方法，一种就是手术治疗，但是太受罪，伤口也不易愈合，另一种就是用中药治疗，不过时间有点长。"他想了想说："还是先用中药试试吧。"

"这样就对了，别瞎想了，除了常规抗结核治疗外，我给你开个内服的方子，再给你一个外用方，你回去照着用，用一段时间就好了。内服方因人而异，比较复杂，就不说了，外用方是鲜猪胆汁500毫升，醋

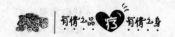

250毫升，夏枯草50克（研细粉），松香2克，然后将胆汁与醋放锅内熬热、搅匀，待沸后加入夏枯草粉、松香，熬至浓缩成膏状，将这膏药直接敷在脖子上，一天换一次。"

他内服外敷，两个月后打电话对我说："我照你说的，一直用这个药敷，今天早上发现疙瘩没有了，也不知道啥时候就消失了，我还在敷着。"我说："多敷一段时间也好，只有好处，没有坏处。"

淋巴结核，中医学称之为瘰疬，是体现于肌表的毒块组织，是由肝肺两方面的痰毒热毒凝聚所成。西医学则指出，人体内有专事清毒杀毒，从而保护血管、组织的淋巴系统，遭遇来自体内外无法清除杀灭的毒菌，凝聚和集结于肌表组织形成的毒瘤就是淋巴结核。

它大多在颈部一侧或双侧长出，逐渐长大，不痛不痒，推之滑动，无明显压痛，如身体抵抗力低则逐渐增大，皮肤变紫，最终破溃流水样脓液并排出黄浊干酪样脓液。

一旦发现身边的人患了这个病，又不想做手术，在治疗的同时可以用上面的外用方，若淋巴结核未破溃，可直接敷患处。

十、没食子治"酒糟鼻"名不虚传

得了酒糟鼻，可以买没食子粉，回家后加点水做成糊状，每天早晚涂抹在鼻子上，涂1~2小时就可以了。

　　在我们身边经常会看到一些人整天鼻子红红的，有时候上面还会出红疹流脓，这其实就是一种叫"鼻面酒皶"的病，也就是平常所说的"酒糟鼻"。

　　酒糟鼻多发生在人的中年时期，它是一种表现为鼻部皮肤潮红，并伴有丘疹、脓疱及毛细血管扩张的慢性炎症性皮肤病。

　　我平常特别喜欢翻阅古代医书，因为它对提高我的医术有很大的帮助。跟历史上流传下来的其他著作一样，只有经典的医书才会流传下来，当然，里面记载的方子，只有有效才会被后世的医生们保留。如果先贤们治疗一些疾病有非常好的方法，我们为什么还要去自己摸索呢？有一次我在阅读《诸病源候论》的时候，发现上面对酒糟鼻有详细的记载，书中指出此病多由肺胃积热上蒸，复遇风寒外束，血瘀凝结而成，或因多饮酒之人，酒气熏蒸，再遇风寒之邪交阻肌肤所致。我看到之后，觉得非常有道理，虽然已经过去1400多年，但是古人总结的病因放到现在仍然适用。

　　很巧的是，刚看完这一部分，我在门诊上就遇到一位酒糟鼻的病人，他的鼻子很大而且发红，上边还有很多小疙瘩。

　　他说想来看看他的鼻子。已经有七八年了，他的鼻子总是红红的，而且经常会起脓疱，一直都好不了。

　　我听后问他："你是不是经常喝酒？"这个病人当时就对我的问话感兴趣了，说："是啊，经常喝，平时应酬比较多。这病跟喝酒有关系吗？"

　　"当然有关系了，要不为什么叫酒糟鼻呢？"我回答他。

　　问诊结束以后，我就给他一个外用的方子。这个方子是：没食子有孔者，水磨成膏，夜夜涂之。意思是说在选取没食子的时候，要挑选有孔的，这样的药效比较好。您到药店里，可以直接买没食子粉，回家后

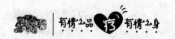

加点水做成糊状，每天早晚涂抹在鼻子上，涂 1～2 小时就可以了。

没食子是一种中药材，它是一种叫没食子蜂的幼虫寄生于没食子树幼枝上所产生的虫瘿。而虫瘿是树枝的一部分组织畸形发育而形成的瘤状物，它有固气涩精、敛肺止血的功效。大家对这味中药可能比较陌生，但是在药店里却是常用药，大部分药店里都有卖的。

据调查发现，虽然女人饮酒者少，但是由于情绪紧张、消化道功能紊乱、内分泌失调等因素的综合影响，女性比男性更容易患上该病。

有一次家里的车子坏了，我开到 4S 店去修理，在我看来觉得很大的问题，到了那里师傅很快就给修好了。后来我感叹，真是术业有专攻啊。其实生活中很多事何尝不是如此呢？在我们眼里看着觉得很难的问题，如果找对了人，就会变得非常简单。治疗酒糟鼻其实也是这样，找到了没食子，消灭它就会变得异常简单。

十一、告别足癣，一身轻松

脚臭难闻的时候，可以将蜂巢、苍耳子各 30 克，蛇床子、苦参、白矾各 15 克，共放入砂锅内，加水 1000 毫升，小火煎至 800 毫升，再兑温开水 4000 毫升，睡前浸泡患足 20 分钟。

现在的青少年都热爱运动，放学后或者星期天都会结伴去打篮球、踢足球，这当然是好事，生命在于运动，运动能锻炼身体，强健体魄。但他们往往运动完累得一回宿舍就倒下了，进而就忘了洗脚、换洗袜子，长此以往，就可能会患上足癣。

我诊治过不少患足癣的病人，大部分都是青少年，上星期就诊治了一个，他是一位大学生，长得很阳光帅气，来时对我说："我好像是得了脚气，抹了许多种药膏都不好，你是中医方面的专家，给我开点药吧。"我就让他把鞋子袜子都脱了，刚脱掉鞋子，一股扑鼻的臭气便散发了出来，他的足趾之间有溃烂，确实是足癣。

足癣，我们叫它"脚气"，西医学认为它是真菌感染足底及指趾间引起的，发生于足背面者，则属于体癣的范畴。

足癣是常见病和多发病，在夏季尤为多见，当皮肤真菌侵入掌跖部的角蛋白组织后，在合适的环境下，先形成菜籽大的小丘疹和水疱，然后等距离从中心向外围扩展，呈圆形，中央有愈合倾向和少量脱屑，几个环可合并成多环形，炎症一般不明显，有痒感。

我在给那位大学生检查完之后，对他说："小伙子，你这得的是足癣，平时是不是爱运动，又不勤换洗鞋袜?"他脸红着点了点头。

我对他说："没关系，年轻人嘛，很正常，你这病也好治，我给你开个方子，回去照做就行。"

方子的内容是：将蜂巢、苍耳子各30克，蛇床子、苦参、白矾各15克，共同放入砂锅内，加水1000毫升，小火煎至800毫升，再兑温开水4000毫升，睡前浸泡患足20分钟，用不了几次即能见效。

1个月后，那个小伙子带着他的同学来找我看别的病，他见我就说："您的方子真是太神了，果真是名不虚传，我回去洗了一星期，就没脚臭味了。我的几个同学照着您的方子，也把脚癣给治好了。这不，同学肚子不舒服了，我也带他来您这看看。"

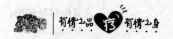

　　我笑着告诉他说；"你们这病现在是好了，一定要讲究脚部卫生，否则还是会复发的。"中医学对足癣早就有了一定程度的认识，如《外科证治全书》和《外科正宗》均有详细的描述，并形象地称足癣为"脚湿气""田螺疮"或"臭田螺"。我这个方子里，蜂巢有发汗除湿、清阴热、祛风止痛、攻毒消肿的功效；苍耳子具有散风除湿、通窍止痛的作用，生苍耳子消风止痒能力强，常用于皮肤痒疹及其他皮肤病；蛇床子和苦参都有温肾助阳、祛风燥湿、杀虫利尿的效用；白矾外用能解毒杀虫，燥湿止痒，主治疥癣湿疮，痈疽肿毒。

　　得了足癣，将这几味药配合使用，煎水泡足，治疗效果非常好。同时一定要养成爱清洁讲卫生的好习惯，长时间穿不透气的鞋袜，跟他人共用脚盆、拖鞋等情况一定要避免。

十二、治疗秃疮，请用芝麻油调露蜂房

　　头上长白癣的时候，会出现很多白色鳞屑，这时候买露蜂房1个，白矾30克，先把露蜂房放在炒锅里小火炒干研成末，然后把白矾研成粉，最后用芝麻油把它们和匀。每天就用它擦患处，一天擦上4~5次，几天就好了。

　　朋友发短信问我，最近头皮屑特别多，用手抓一下就满天飞，很是烦人，问我有没有什么好法子。

我就回复，除此之外还有没有别的症状。没想到过了一分钟我收到朋友的彩信，原来，他让人用手机拍了一下他头部的照片让我看。当时我就感慨，现在科技真是发达，我坐在家中也可以给人看病了。感慨归感慨，我仔细看了照片，发现他头上有许多白色鳞屑，头发也掉得有些稀疏，这是白秃疮。

于是我就回复，你回去买露蜂房1个，白矾30克，先把露蜂房放在炒锅里小火炒干研成末，然后把白矾研成粉，最后用芝麻油把它们和匀。每天就用它擦患处，一天擦上4～5次，几天就好了。

两周后，朋友回复，问题已解决。

白秃疮相当于西医学中的白癣，病发根部包绕有白色鳞屑，自觉瘙痒，发病部位以头顶、枕部居多。

这种病的记载首见于隋代《诸病源候论》，明代《外科正宗》中已明确指出其致病因素和传染途径。以后诸家均认为，其是接触传染所致，白秃疮多由直接接触传染而致，或因脾胃湿热内蕴，湿盛则瘙痒流汁，热极则生风生燥，肌肤失养，以致皮生白屑、头发焦枯脱落而成。就像是地里的麦苗，绿油油的，看着都让人喜欢，可是一旦土壤的养分不足，或者是害虫过多，麦苗就会发黄，甚至外层的叶子干枯脱落。

总的来说，如果人体脏腑气虚，腠理过于疏松，湿热虫毒就会乘虚而袭，同时脾胃湿热内蕴，就会熏蒸于头顶之上，最后致使皮毛脱屑，发焦脱落。

白秃疮的治疗以外用杀虫解毒药为主，露蜂房主要功效便是祛风止痛，攻毒消肿；白矾为矿物明矾石经加工提炼而成的结晶，它是矿物质中药，外用能解毒杀虫，燥湿止痒，主治疥癣湿疮，痈疽肿毒。《本草经疏》中记载：矾石，味酸气寒而无毒，其性燥急收涩，解毒除热坠

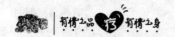
浊。芝麻油大家很熟悉，是生活中常用的调味品，同时它还有一些鲜为人知的保健功效，中医认为，芝麻油有润燥、解毒、杀虫，以及消诸疮肿的作用。

咱们老祖先有句古话叫"自己动手，丰衣足食"。其实对于身体上的一些小毛病，你自己动动手，也能"手到病除"。

十三、悄悄给肿瘤病人煲一碗这样的粥吧

得了癌症，久病及肾，元气大伤，可以取牡蛎肉30克，香菇20克，枸杞子15克，米酒20毫升，做成滋补汤给他们服用。

大部分得了恶性肿瘤的人会有食欲下降、形体消瘦或轻微虚胖、疲乏无力、精神抑郁、语音低微的症状，这是为什么呢？因为他们的脾胃过于虚弱。这就像是一棵大树，如果吸收的养分不足，就会慢慢干枯。

放疗和化疗大家应该都听说过，大部分得了各种肿瘤的人都得用这些方法去治疗，然而这些治疗手段往往会造成病人脾胃虚弱。

脾胃是后天之本，主运化受纳水谷，输布全身，维持生命。脾与胃互为表里，"胃主受纳，脾主运化，一纳一化生气血"。故脾胃为人体气血生化之源，人后天身体状况、健康长寿与否关键在脾胃。

刘阿姨是我的老病号，74 岁了，经常找我调理高血压等慢性病。前阵子又找我看病，我在问其近况时，她忍不住眼睛湿润了。原来，与她相依 50 多年的老伴前阵子得了肺癌，发现的时候已经是晚期了，由于经常去做化疗，现在总是不想吃东西，身体是越来越虚弱了。她明白，丈夫是没有多少日子了。

我听了她的话后，也替她难过。我在安慰刘阿姨的同时，告诉她，回家可以经常给他做一道美味，他吃了对身体有好处。

说罢，我给他写下了这个方子具体的制作步骤：先准备牡蛎肉 30 克，香菇 20 克，枸杞子 15 克，米酒 20 毫升，生姜、味精、胡椒粉适量。将牡蛎肉洗干净，香菇洗干净切成碎片。将锅置旺火上，倒入油，七成温时，放入牡蛎肉，翻炒数下，倒入米酒，根据病人的饭量加上一小碗左右的水，再把枸杞子、生姜丝、香菇、盐倒到锅里煮沸，换成小火再煮 20 分钟，下味精、胡椒粉调味即可食用。

过了大概一周，刘阿姨来了，说她老伴最近感觉自己比以前有劲儿了。对我千恩万谢。

肾为先天之本，脾胃为后天之本。肾虚弱者，靠后天脾胃滋养可延年益寿；反之肾强而脾胃不好者，也会减短寿命，世上不存在脾胃不好而有长寿的人。所以说，脾胃的健康与否决定着一个人身体好坏，拥有健康的脾胃才是长寿之道。

上面所说的食疗方中最主要的材料是牡蛎肉，它是一种理想的营养滋补佳品，能够调整消化系统、血液系统的平衡，同时具有一定的强体、充沛精力的作用。另外，牡蛎中含有氨基酸，可以提高肝功能，帮助疲劳恢复与体力增进。

香菇作为辅料，具有防癌抗癌的作用，特别适合恶性肿瘤患者食用。枸杞子有补肾益精的功效，而米酒含有多种维生素、葡萄糖、氨基

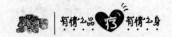

酸等营养成分，饮后能开胃提神，并有益气养血的功能。

　　用这些食材再配合各种调味品做出来的"滋补汤"，不仅是美味佳肴，而且对放（化）疗后引起的脾胃虚弱有很好的治疗效果。